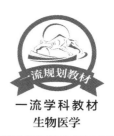

一流规划教材
一流学科教材
生物医学

生物医学中的核技术

NUCLEAR TECHNOLOGY IN BIOMEDICAL SCIENCES

第2版

丁丽俐　马　俊　薛　亮　编

U0258967

中国科学技术大学出版社

内 容 简 介

随着科技的不断发展,核技术已广泛应用于各个领域,生物医学应用是其中之一。本书主要介绍了生物和医学中的核技术以及放射性在生物和医学领域的相关应用。

全书共分 6 章,前 3 章主要阐述了核物理、探测技术和核辐射防护等在生物、医学研究和应用等方面的必备知识;第 4 章主要介绍了放射性标记化合物的合成方法;最后 2 章主要介绍了放射性在生物和医学中的应用及技术。

本书可作为生物和核医学专业本科生和研究生的基础课教材,也可作为从事辐射管理工作及新从事放射性工作人员的岗前培训教材。

图书在版编目(CIP)数据

生物医学中的核技术/丁丽俐,马俊,薛亮编. —2 版. —合肥:中国科学技术大学出版社,2024.1

ISBN 978-7-312-05736-6

Ⅰ. 生… Ⅱ. ①丁… ②马… ③薛… Ⅲ. 核技术应用—生物医学工程 Ⅳ. R318

中国国家版本馆 CIP 数据核字(2024)第 002359 号

生物医学中的核技术

SHENGWU YIXUE ZHONG DE HE JISHU

_____

出版　中国科学技术大学出版社

　　　安徽省合肥市金寨路 96 号,230026

　　　http://press.ustc.edu.cn

　　　https://zgkxjsdxcbs.tmall.com

印刷　安徽省瑞隆印务有限公司

发行　中国科学技术大学出版社

开本　787 mm×1092 mm　1/16

印张　12.25

字数　310 千

版次　2010 年 1 月第 1 版　2024 年 1 月第 2 版

印次　2024 年 1 月第 2 次印刷

定价　68.00 元

前　　言

1896 年贝可勒尔(Becquerel)发现天然放射性,这是人类首次观察到由核衰变而产生的核辐射现象。尽管当时人们对放射性的衰变规律、射线性质还不了解,但放射性就已经应用于医学、生物学领域。粒子加速和射线探测技术的发展,为核技术的广泛应用提供了必要的技术前提。目前核技术应用已经非常广泛,而且还在不断地发展。

几十年来,核技术在生物学和医学中的应用,使生物学研究取得了一系列令人瞩目的成就。在医学领域中,不仅在医学的基础研究中,而且在临床诊断和治疗上,核技术的应用都是不可缺少的。

所以,为核医学和分子生物专业的学生、技术人员和医生提供一本深度适宜的关于分子生物学、核医学中的物理学和所使用仪器方面的入门课本是非常必要的。本书的愿望就是尽可能地满足以上需要。

本书共分为 6 章:第 1 章是放射性核素与放射性;第 2 章是放射性核素的探测;第 3 章是核辐射防护;第 4 章是放射性核素的生产与标记化合物的合成;第 5 章是放射性核素在生物和医学应用中的相关技术;第 6 章是放射性核素在生物和医学中的应用。

本书由 3 位作者合作编写而成。丁丽俐任编写第 1 章至第 4 章以及第 5 章的第 1 节到第 4 节,马俊和薛亮编写第 5 章的第 5 节到第 8 节以及第 6 章。

由于本书综合性较强,又受限于作者的知识结构和写作水平,难免有错误和不足之处,加之因多人合编造成风格有异以及有少数内容重复等现象,恳请读者谅解和批评指正。

编者

2023 年 3 月

目　　录

第 1 章 放射性核素与放射性

1.1 原子、原子核及其稳定性

1.1.1 原子

1. 原子结构及其稳定性

世界上所有的物质都是由原子组成的。原子结合形成单质分子(如氧气、氢气等)和化合物(如水、二氧化碳等),原子是保持元素性质的最小单位。

"原子"一词来自于希腊文,意思是"不可分割的微粒"。公元前 5 世纪,古希腊哲学家德谟克利特(Democritus)最早提出了"世界万物都是由原子组成"的观点。他还认为"原子之间有空隙""原子不能消失,也不能无中生有"。但当时他的这些超越时代的观点,因为不能提供确凿的令人信服的证据,且未被古希腊赫赫有名的哲学家亚里士多德(Aristotle)接受,而长期遭到冷落。英国科学家约翰·道尔顿(Dalton John)是世界上第一个将原子学说从一种推测和哲学概念转变为真正的科学原理的人。道尔顿通过大量的实验证明了原子是客观存在的,提出了"近代原子论",其要点是:物质都是由一定质量的原子组成的;原子是非常微小的、肉眼看不见的实心球体;原子是不可分割的,在化学变化中它的性质不变;元素是由同类原子构成;一种元素的所有原子在质量上和性质上都是相同的。道尔顿的原子论今天看来是有很大缺陷的,但它对近代化学的发展起到了非常重要的作用。直到 19 世纪末,人们都一直认为原子是不可分的。1895 年德国物理学家伦琴(Roentgen)在做阴极射线实验时,意外发现了一种穿透能力很强的射线,因为当时伦琴不知道这个射线是什么,就像数学里的未知数,所以伦琴就给它起名叫 X 射线。1896 年法国科学家贝可勒尔在研究 X 射线和荧光的关系时偶然发现天然放射线。1899 年英国科学家汤姆孙(J. J. Thomson)发现电子。这些发现揭示了各种原子内部是有一定结构的,打开了深锁两千多年漫长岁月着的"原子不可分割"的大门,迈出了研究原子结构的第一步。1910 年英国科学家卢瑟福(Rutherford)用大量实验证明:原子是由密度很大,带正电的核与围绕核的相对轻、带负电的电子云组成。在正常状态下,核外电子数与核带正电荷数相同,原子呈电中性。按经典理论,电子绕核转动时会损失能量,并且螺旋地进入核子。但事实上这种现象没有发生,原子的结构是很稳定的。1913 年尼耳斯·玻尔(Niels Bohr)在卢瑟福的核模型基础上提出:电子只能在核外一定的轨道上旋转,这些可能轨道的周长和电子动量的乘积必须等于普朗克常数的整数倍:

$$2\pi r \times mv = nh \quad (n = 1,2,3,\cdots) \tag{1.1}$$

式(1.1)中，r 为电子与核之间的距离，m 为电子的质量，v 为电子的运动速度，h 为普朗克常数($\approx 6.6 \times 10^{-34}$ J·s)，n 为任何正整数。即当电子的角动量等于 $h/2\pi$ 的整数倍时$\left(\text{即 } mrv = \dfrac{nh}{2\pi}\right)$，电子在这样的轨道上运动可以不放出任何能量，保持原子的稳定性，这种状态称为定态。原子各定态之间是不连续的，即为量子化的，其中 $n=1$ 时的定态叫作基态。电子由一个定态跃迁到另一定态时，会吸收或放出能量，吸收或放出能量的大小取决于两个定态之间的能量差：

$$\Delta E = E_n - E_{n'} = \frac{hc}{\lambda} \tag{1.2}$$

式(1.2)中，E_n，$E_{n'}$ 分别代表电子在轨道 n，n' 的定态能量，c 为光速($\approx 3 \times 10^{10}$ cm/s)，λ 代表波长。

$\Delta E < 0$ 表示吸收能量，即电子是由能量低的轨道跃迁到能量高的轨道。能量以光子的形式被电子吸收，从而形成该原子的特征性的吸收光谱，这个过程叫作激发。处于激发态的原子是不稳定的，迟早会放出多余的能量回到稳定的基态。如果吸收的能量足够大，电子则可以完全摆脱原子核的吸引而成为自由电子，这种现象叫电离，失去电子的原子称为离子。从原子的一个已知壳层中电离一个电子所需的能量称为那个壳层的结合能。

$\Delta E > 0$ 表示放出能量，即电子由能量高的轨道跃迁到能量低的轨道上。多余的能量以电磁波(光子)的形式发射出来，形成原子特征性的发射光谱。一般当 $\Delta E < 100$ eV 时，所释放的电磁波属于紫外光、可见光及红外辐射；当 $\Delta E > 100$ eV 时，归为 X 辐射。

1925 年玻尔的原子模型被泡利不相容原理(Pauli Exclusion Principle)进一步完善。根据这个原理，1 个原子中不可能存在 4 个量子数完全相同的 2 个电子，每一个原子轨道最多只能容纳两个电子，而且这两个电子的自旋方向必须相反。所以对于主量子数为 n 的电子层，其轨道总数为 n^2 个，该层能容纳的最多的电子数为 $2n^2$ 个(最外面壳层轨道例外，最多只能容纳 8 个电子)。玻尔模型实际上是一个过于简单化的模型。根据现代理论，轨道电子不是在一个精确的圆的轨道上运动，而是围绕核在一个不精确定义的空间区域中运动。但无论如何，尼尔斯·玻尔模型是相当适用的，尤其在教学中。

2. 原子的辐射

当一个原子的电子从外层轨道跃迁到离核较近的轨道上时，原子除了通过发射特征 X 射线来释放能量以外(图 1.1)，也可通过发射俄歇电子(Auger electron)释放能量(图 1.2)。即电子从外层轨道跃迁到内层轨道时，将所释放的能量移交给另一个轨道电子，这个电子获得足够的能量以后，从原子中发射出来，这个过程被称为俄歇效应。发射出来的电子，称为俄歇电子。

俄歇电子的运动能量等于最初含空穴的轨道的结合能与最终含有两个空穴的轨道的两倍结合能之差，即 $E_K - 2E_L$(注：忽略在 L 壳层中两个亚态之间很小的能量差。如图 1.2)。此时，原子轨道中

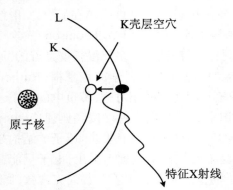

图 1.1　特征 X 射线发射示意图

存在着两个空穴。因此,在俄歇效应发生以后,其他外层电子将填充这些空穴,结果又导致特征 X 射线或俄歇电子的发射。在俄歇电子发射中,通常用 e_{abc} 来表示所涉及的原子轨道壳层,a 表示最初含有空穴的原子轨道壳层,b 表示电子跃迁填充空穴的电子所在的原子轨道壳层,c 表示俄歇电子被发射的原子轨道壳层。图 1.2 所示的电子发射是一个 KLL 俄歇电子,则可用 e_{KLL} 表示。

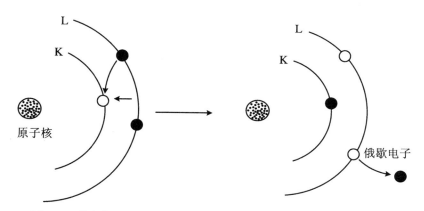

图 1.2　激发态原子退激时发射俄歇电子(基于 Sorenson,Phelps,1987)

　　特征 X 射线发射和俄歇电子的产生的概率大小与原子的原子序数有关(图 1.3),原子序数越大的原子,发射特征 X 射线的概率就越大;反之,轻元素则发射俄歇电子的概率大。

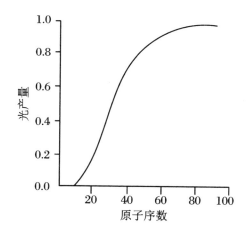

图 1.3　原子辐射光产量与原子序数之间的关系

1.1.2　原子核

1. 原子核的组成

　　1911 年,卢瑟福(E. Rutherford)用一束 α 粒子轰击金属薄膜,发现有大角度的 α 粒子散射。故实验结果得出:原子中存在一个带正电的核心,叫作原子核。1919 年卢瑟福又通过实验证明核内存在质子。1920 年詹姆斯·查德威克(J. Chadwick)通过实验测出原子核

的电荷数 Z，证明核电荷数 Z 等于其元素的原子序数。1932 年詹姆斯·查德威克又通过实验证明原子核中还含有一种不带电荷的中性粒子，其质量与质子质量几乎相等，并命名为中子。沃纳·卡尔·海森伯（W. K. Heisenberg）立即提出了原子核由质子和中子组成的假说。此后科学家通过几十年的大量实验证实了此假说。质子、中子又统称为核子，核子和电子的特性见表 1.1。核子的质量要比电子质量大近 2 000 倍，但核的直径比原子的直径小很多，分别为 10^{-13} cm 和 10^{-8} cm。核的体积正比于组成该核的核子数；对于所有的核来说物质密度是一个常数，$\rho \approx 10^{14}$ g/cm³，因此核物质的密度是非常高的。

表 1.1　核子和电子的基本特性

粒子	电荷(*)	质量(u)	质量(MeV)
质子	+1	1.007 277	938.211
中子	0	1.008 665	939.505
电子	−1	0.000 549	0.511

＊1 单位电荷 $\approx 1.602 \times 10^{-19}$ C

由于原子是电中性的，因而原子核所带的电量一定等于核外电子的总电量，但符号相反。中子不带电，质子带正电。因此，核电荷数为 Z 的原子含有 Z 个质子和核外电子。原子核所有核子的总数等于其质量数 A。$A - Z$ 等于中子数 N。质量数 A 约等于原子量（AW），但不完全相同。原子量是原子的质量同 ^{12}C 原子质量的 1/12 的比值。一般元素周期表上提供的数据是原子量，因此核质量需扣除电子的质量和与其结合能相当的质量，但一般因电子结合能很小，故可忽略。

元素、原子、同位素等概念在中学的教科书中都已介绍过，而"核素"的概念是以前没有提及的。具有特定质量数、质子数和核能态的一类原子称为核素（nuclide）。核素通常用符号 $^{A}_{Z}$X 来表示，其中 X 是元素符号，A 是原子核的质量数，Z 是原子核的质子数。当核素的核处于较高的能量状态时，则在核质量数 A 的旁边加 m，例如：$^{99m}_{43}$Tc 和 $^{99}_{43}$Tc，它们的质子数和质量数均相同，只是原子核所处的能量状态不同，所以它们也被称为同质异能素。以此类推，质量数相同，质子数不同的核素称为同质（量）异位素。中子数相同，质子数不同的核素称为同中子素。

一个原子的核的性质是由原子核的组成决定的，除与其核电荷数（质子数）Z 有关外，也与该原子核中中子数 N 有关。例如：^{127}I 和 ^{131}I 都是碘，它们的核电荷数相同（为 53），而中子数不同（分别为 74、78）。它们的物理、化学性质基本相同，但核性质相差很大（^{127}I 的核是稳定性核，而 ^{131}I 的核是不稳定核，它会自发放射 β 射线），正因为如此，^{131}I 可以作为示踪剂，代替 ^{127}I，且一般的生物体不区别对待它们。

2. 原子核的稳定性

在核素中，核子主要受到两种力的作用：一种是存在于两个带正电的质子之间的库仑斥力；另一种是存在于任何两个核子之间的，具有很强吸引力的力，称为核力（Exchange forces）。核力大而力程短（约 10^{-15} m），被视为只能对核素中的各核子起作用。核子间核力的作用要比库仑力强，所以它能够克服质子之间的库仑斥力，而把核子凝集成为原子核。但原子核中的各核子又不会被吸引到一起，实验证明当核子之间的距离小到 4×10^{-16} m 时，核力将从吸引力转化为极强的排斥力，因此每个核子在核内都占有同样大小的体积。

　　人们发现,原子(原子核)的质量总是小于组成它的各个粒子的质量之和,这种质量之差称为该原子(核)的质量亏损。根据爱因斯坦相对论中的质能之间的关系可知,质量的消失必然有能量的产生。在这里质量亏损(Δm),所产生的能量称为原子(核)的结合能(E_B),爱因斯坦研究相对论得出的质能之间的关系如下:

$$E_B = \Delta m c^2$$

(1.3)

　　例如:以^{12}C为例,这个原子是由 6 个质子、6 个中子和 6 个电子组成,^{12}C的原子量为 12.0 u,而组成^{12}C的各粒子质量和为

$$电子\ 6 \times 0.000\ 549\ u = 0.003\ 294\ u$$
$$质子\ 6 \times 1.007\ 277\ u = 6.043\ 662\ u$$
$$+\ \ 中子\ 6 \times 1.008\ 665\ u = 6.051\ 990\ u$$
$$\overline{}$$
$$12.098\ 946\ u$$

　　则 $\Delta m = 0.098\ 946$ u。因为 1u = 931.5 MeV,那么一个^{12}C 原子的结合能等于 $0.098\ 946 \times 931.5 = 92.17$ MeV。

　　原子的结合能是自由存在的单个核子和电子相互靠近组成一个原子,所需的最小能量。在原子结合能中只有很少的一部分是电子的结合能,绝大多数是核的结合能。为了方便计算常将电子结合能忽略。

　　原子核的结合能除以质量数 A 所得的商称为平均结合能

$$\overline{E} = \frac{E_B}{A}$$

　　它反映了原子核中的每个核子对结合能的贡献,平均结合能越高,说明核子在核内结合得越紧密,原子核越稳定。从图 1.4 原子序数(Z)与中子数(N)的相互关系及图 1.5 平均结合能曲线可以得出以下几点:

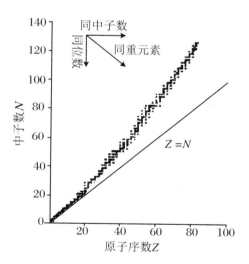

图 1.4　稳定性核素的原子序数与中子数之间的关系

(它们围绕在一个假想的稳定线周围,对于轻元素 $N \approx Z$;对于重元素 $N \approx 1.5Z$)

　　(1) 在轻核区,随质量数增加,平均结合能有增加的趋势,但有周期性变化。在质子和中子均为偶数且相等时(如$^{4}_{2}$C,$^{16}_{8}$O,$^{20}_{10}$Ne,$^{24}_{12}$Mg 等)出现峰值,平均结合能较大。可见原子核的质子和中子数相等并呈偶数时,原子核有较大的稳定性。

(2) 中等质量($A=40\sim120$)的原子核,平均结合能数值最大,且近乎常数($\bar{E}\approx8$)。

(3) 重核($A>200$)的平均结合能比中等质量的核小,其稳定核的中子与质子之比为$1.5:1$。

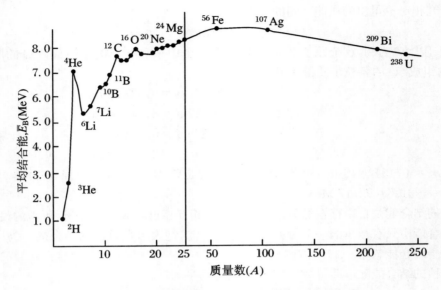

图 1.5　稳定性核素平均结合能与质量数之间的关系

1.2　原子核衰变及放射性

1.2.1　一般概念

在自然界中存在着稳定的和不稳定的两类原子核,不稳定的原子核不断自发地发生结构改变,使自己转变成另一种核素,这种过程称为核衰变。不稳定核自发放射各种射线的现象,称为放射性。核衰变是放射性原子核的特性,基本上不受外界因素的干扰(例如:温度、压力、磁场,甚至化学反应)。放射性核素本身称为"母体",一次衰变后产生的新核素,称为"子体"。若"子体"仍然是放射性核素,则再一次衰变所产生的新核素即为"第二代子体"。以此类推……在衰变过程中所释放的能量叫作衰变能,大多数能量是以发射粒子或光子的形式释放的,很少部分(通常没有意义)给予反冲核。所以核衰变不仅导致一种核素转变成另外一种核素,同时也是质量转变成能量的过程。

每一种放射性核素都有一些特性,这包括放射性衰变类型、放射线种类、能量大小和放射性核素半衰期长短等。反过来,通过对这些特性的分析,可确定放射性核素的性质。

1.2.2　化学和放射性

放射性衰变过程主要与原子核有关,而化学反应主要与原子核外轨道电子有关。因此一个原子具有放射性不影响它的化学行为,反之,一个原子的化学状态也不影响它的放射性特征。放射性和化学特性的相互独立,在放射性示踪研究中有重大意义,即放射性示踪物在示踪过程中,它的化学和生理学行为与其稳定性核素相同。

但有两种情况是例外:第一,由于同位素之间有质量差异,尤其是轻元素,可能会因此影响其化学行为,这称为同位素效应;第二,在放射性核素衰变过程中有可能涉及核外电子(例如:内转换效应、轨道电子俘获)能够轻微地改变原子的化学状态。但这些的影响微乎其微,只在精心计划的核物理实验中才会被观察到。

1.2.3　核衰变类型

一般来说,放射性的核在衰变过程中伴随着核射线的发射。各种放射性核素放射出来的射线并不都是一样的,最常见的核射线有 α 粒子、β 粒子和 γ 射线。这些射线的本质和特点,将在下面与核衰变一起介绍。

核衰变类型是根据其发射核射线种类进行命名的。因此,最常见的有:α 衰变、β 衰变和 γ 衰变。此外,随着核辐射测量技术的发展,仍在不断发现一些新的衰变方式,如质子衰变、双 β^- 衰变、^{12}C 衰变、^{20}Ne 衰变等,这里我们主要讨论最常见的三类核衰变。

1. α 衰变

α 衰变是指放射性核发射 α 粒子衰变为另一种核的过程。α 粒子实际上是氦的原子核(^4_2He),它带有两个单位的正电荷,质量约为 4 u。因此,经 α 衰变后产生的子核,其原子量(A)比母核小 4,原子序数(Z)减少 2。α 衰变可以用下列通式表示:

$$^A_Z X \longrightarrow {}^{A-4}_{Z-2} Y + \alpha + Q$$

例如:

$$^{226}_{88} Ra \longrightarrow {}^{222}_{86} Rn + \alpha + Q$$

式中,X 代表母核,Y 代表子核,Q 为衰变能(即母核衰变成子核时所释放的能量)。根据能量守恒定律,由上式可得:

$$m_X c^2 = m_Y c^2 + m_\alpha c^2 + Q \tag{1.4}$$

式(1.4)中,m_X,m_Y,m_α 分别为母核、子核和 α 粒子的质量。由于一般核素表中给出的是原子质量,因此,为了计算方便,常将上式中的原子核质量用原子质量(M_X,M_Y,M_{He})代替,m_e 是电子质量,则式(1.4)可改为

$$(M_X - Z m_e) c^2 = [M_Y - (Z-2) m_e + M_{He} - 2 m_e] c^2 + Q$$
$$Q = \{ M_X - Z m_e - [M_Y - (Z-2) m_e + M_{He} - 2 m_e] \} c^2$$
$$= [M_X - (M_Y + M_{He})] c^2 \tag{1.5}$$

显然,要发生 α 衰变必须满足 $Q > 0$,即 $M_X > M_Y + M_{He}$。也就是说,只有当母核原子的质量大于衰变后子核原子和氦原子质量之和时才能发生 α 衰变。

当原子核 $^A_Z X$ 放出 α 粒子衰变为原子核 $^{A-4}_{Z-2} Y$ 时,它可以直接衰变到 $^{A-4}_{Z-2} Y$ 的基态,也可以先衰变到 $^{A-4}_{Z-2} Y$ 的激发态,然后放出 γ 射线再到基态。当母核 $^A_Z X$ 直接衰变到子核 $^{A-4}_{Z-2} Y$ 的基态时,所放出的 α 粒子的能量要高一些;当母核 $^A_Z X$ 衰变到子核 $^{A-4}_{Z-2} Y$ 的激发态时,由于一部分能量要留作子核 $^{A-4}_{Z-2} Y$ 的激发态的能量,则此时放出的 α 粒子的能量要低一些。子

核 $^{A-4}_{Z-2}Y$ 的激发能越高，α 粒子的能量就越低。所以在 α 衰变中，只有少数放射性核素发射单能的 α 粒子，大部分核素发射出的 α 粒子具有几组能量。α 粒子的能谱是不连续的、量子化的，由分立的几组能量数值组成，同时常伴随 γ 射线的发射。从图 1.6 可见，当 $^{226}_{88}Ra \xrightarrow{\alpha \text{衰变}}$ $^{222}_{86}Rn$ 时，有 94.3% 的概率发射一个能量为 4.777 MeV 的 α 粒子；5.7% 的概率发射一个能量为 4.589 MeV 的 α 粒子和一个能量为 0.1888 MeV 的 γ 射线。从宏观上观察，$^{226}_{88}Ra$ 衰变为 $^{222}_{86}Rn$ 时，探测器可以探测到 4.777 MeV 和 4.589 MeV 两种能量的 α 粒子和伴随发射的0.188 8 MeV 的 γ 射线。

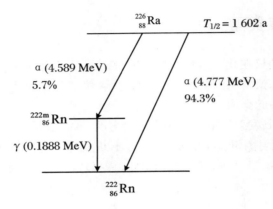

图 1.6 $^{226}_{88}Ra$ 的衰变图

天然放射性核素放射出来的 α 粒子能量较大，通常在 4～8 MeV。即使能量较大的 α 粒子的射程也很短，例如，一个具有 5 MeV 能量的 α 粒子在空气中的射程约 3.5 cm；在铝金属中只有约 0.02 mm 的射程；在人体组织中射程约 0.03 mm。这是由于 α 粒子所带的电荷和本身的质量都较大，导致它在物质中运动时，电离能力很强（其原理将在第 1 章第 4 节中介绍）。例如，一个 α 粒子在空气中运行 1 cm 时，径迹上可产生 40 000 个离子对，可见 α 粒子将其大部分能量消耗在电离过程中，这样其贯穿能力就很小。

2. β 衰变

β 衰变是指核电荷数改变而质量数不变的核衰变。β 粒子的本质是电子流，所以它的质量与电子质量相同，并带有一个单位的正电荷或负电荷。在这个过程中，原子核放射出一个 $β^-$ 或一个 $β^+$ 或俘获一个核外轨道电子，其子核和母核的质量数相同，核电荷数改变 ±1。故 β 衰变包括 $β^-$ 衰变、$β^+$ 衰变和轨道电子俘获(EC)。

实验发现，β 射线的能谱与 α 射线不同，是在零至衰变能(Q)之间连续分布。为了解释这个现象，泡利在 1930 年提出了中微子假说。他认为在 β 衰变过程中，伴随有另外一个不带电荷，静止质量几乎为零（小于电子质量的百万分之一），自旋为 1/2 的粒子发射，起名为中微子($ν$)。因为对中微子的测量极为困难，直到 1956 年中微子假说才在实验中被证实。β 衰变放射出的中微子有两种：其自旋方向和运动方向相同的，称为反中微子($\bar{ν}$)；自旋方向与运动方向相反的，称为中微子($ν$)。实验还证明 $β^-$ 衰变放出的是 $\bar{ν}$，$β^+$ 衰变和轨道电子俘获放出的是 $ν$。中微子和电子能量之和为常数，约等于衰变能。衰变能在 β 粒子和中微子之间分配是任意的，所以探测器测得的 β 粒子的能量不是量子化的，而是连续的。

（1）β⁻ 衰变

在不稳定的核中一个中子转变成一个质子和一个电子的过程称为 β⁻ 衰变，β⁻ 衰变过程可用下式表示：

$$_Z^A X \longrightarrow\ _{Z+1}^{A} Y + \beta^- + \bar{\nu} + Q$$

例如：

$$_1^3 H \longrightarrow\ _2^3 He + \beta^- + \bar{\nu} + Q$$

式中，X 代表母核，Y 代表子核，Q 为衰变能。根据能量守恒定律，由上式可得：

$$m_X c^2 = m_Y c^2 + m_\beta c^2 + Q \tag{1.6}$$

式（1.6）中，m_X，m_Y，m_β 分别为母核、子核和 β 粒子的质量。由于中微子的质量极其微小，所以在此忽略不计。同样，为了方便计算，将上式中的原子核质量换成原子质量（M_X，M_Y），m_e 是电子质量，则式（1.6）可改为

$$(M_X - Z m_e)c^2 = \left[M_Y - (Z+1)m_e + m_\beta \right]c^2 + Q$$
$$Q = M_X c^2 - (M_Y - m_e + m_\beta)c^2$$
$$= M_X c^2 - M_Y c^2 \tag{1.7}$$

式（1.7）中，$m_e = m_\beta$，因此，当 $Q>0$ 时，有 $M_X > M_Y$，所以，只要母体的原子质量大于子体的原子质量，即能发生 β⁻ 衰变。

以放射性核素 ¹⁴C 为例，从图 1.7 的 ¹⁴C 衰变纲图中可见，¹⁴C 是 100% 的 β⁻ 衰变，衰变能为 0.156 MeV。两条横线的上面一条代表母体 ¹⁴C，下面的一条代表子体 ¹⁴N，连接两条横线之间的箭头指向右下方，这表示衰变后子核原子序数增加；反之，衰变后子核原子序数减少时，箭头方向指向左下方；原子序数不变时，箭头方向垂直向下（图 1.6，图 1.7）。

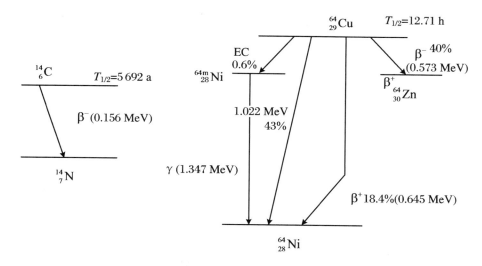

图 1.7　$_6^{14}$C 和 $_{29}^{64}$Cu 的衰变纲图

从能谱图（图 1.8）中可见，¹⁴C 衰变释放 β⁻ 粒子的最大能量 $E_\beta^{max} \approx Q = 0.156$ MeV，平均能量 $\overline{E}_\beta \approx \frac{1}{3} E_\beta^{max}$。

在一些情况下，β⁻ 衰变的核素与 ¹⁴C 一样，只释放出单一能量（最大能量）的 β⁻ 粒子，如 ³H，³²P，³⁵S 等。而更多的 β⁻ 衰变的核素，其子核仍处在激发态，随即通过发射 γ 射线，使自

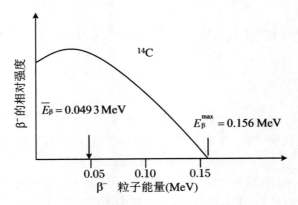

图 1.8　^{14}C 发射的 β^- 粒子能谱图

已衰变到一个更稳定的状态,如 ^{60}Co, ^{137}Cs, ^{133}Xe, ^{131}I 等。

　　在空气中 1 cm 径迹上, β^- 粒子可产生 60～7 000 个离子对,空气中射程由几米到几十米,但在固体组织中射程只有几毫米。如,5 MeV 的 β^- 粒子在空气中的最大射程为 20 m,3 MeV 的 β^- 粒子在铝中的最大射程为 0.56 cm。

　　(2) β^+ 衰变

　　β^+ 衰变是指因为原子核内质子过多造成核不稳定,不稳定的核内的一个质子转变成一个中子,并放射出一个 β^+ 粒子和一个 ν 的过程。

　　β^+ 衰变的过程可用下式表示:

$$_Z^A X \longrightarrow _{Z-1}^A Y + \beta^+ + \nu + Q$$
$$_8^{15} O \longrightarrow _7^{15} N + \beta^+ + \nu + Q$$

上式中,X 代表母核,Y 代表子核,Q 为衰变能。根据能量守恒定律,由上式可得:

$$m_X c^2 = m_Y c^2 + m_\beta c^2 + Q \qquad (1.8)$$

(1.8)式中,m_X,m_Y,m_β 分别为母核、子核和 β 粒子的质量(中微子质量忽略不计)。为了方便计算,将原子核质量换成原子质量(M_X,M_Y),m_e 是电子质量,则式(1.8)可改为

$$(M_X - Zm_e)c^2 = [M_Y - (Z-1)m_e + m_\beta]c^2 + Q$$
$$Q = [M_X - (M_Y + m_e + m_\beta)]c^2$$
$$= (M_X - M_Y - 2m_e)c^2 \quad (m_e = m_\beta) \qquad (1.9)$$

故当 $Q > 0$,即 $M_X > M_Y + 2m_e$ 时,β^+ 衰变才能发生。

　　β^+ 粒子是普通负电子的反粒子(即正电子)。β^+ 的能谱与 β^- 相似,也是连续的能谱。与负电子不同的是,正电子一经发射就很快与周围物质中电子结合,如在体内组织中,通常在约 10^{-9} s 内,移动几毫米,即产生湮灭反应。两个电子消失,转变为两个能量为 0.511 MeV,运动方向相反的湮灭光子(图 1.9)。因此,在 β^+ 衰变中,衰变能(Q)除了需提供 β^+ 粒子和中微子的动能外,还需提供湮灭光子的能量(2×0.511 MeV $= 1.022$ MeV)。因此,$_8^{15}$O 衰变释放 β^+ 粒子的最大能量 $E_{\beta^+}^{max} \approx Q - 1.022$ MeV $= 1.7$ MeV(图 1.10),平均能量为 $\overline{E}_{\beta^+} \approx \frac{1}{3} E_{\beta^+}^{max}$,有一些放射性核素,经 β^+ 衰变后,子核仍处于激发态,所以,还可能伴有 γ 射线的发射。

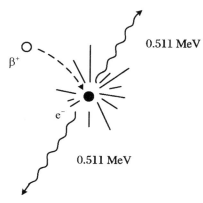

图 1.9　电子和正电子湮灭反应示意图

（两个电子消失，产生两个能量相等
为 0.511 MeV，方向相反的光子）

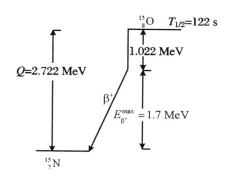

图 1.10　$^{15}_{8}$O 的衰变纲图

（β⁺ 的最大能量 $E_{\beta^+}^{max}$ 等于衰变能 Q 减去
湮灭光子的能量 1.022 MeV）

3. 轨道电子俘获（EC）

电子俘获衰变是指不稳定核从核外电子壳层中俘获一个轨道电子，而使核里的一个质子转变成中子同时发射出一个中微子的过程。通常最靠近核的轨道电子（K 层电子）被俘获的概率最大（约占 90%）。其衰变通式为

$$^A_Z X + ^0_{-1}e \longrightarrow ^A_{Z-1}Y + \nu + Q$$

从上式可见，在整个衰变过程中，只有中微子被发射，由于子核质量远远大于发射粒子，故子核动能趋于 0。中微子几乎带走了所有的衰变能，因此 $Q \approx E_\nu$，且该中微子的能量是单一的。根据能量守恒定律，并假设 m_X, m_Y, m_e 是母核、子核和电子的质量，M_X, M_Y 分别为母体、子体的原子质量，W_i 为原子核俘获第 i 层轨道电子所需克服的电子的结合能。所以衰变能为

$$Q = (m_X + m_e - m_Y)c^2 - W_i \tag{1.10}$$

将原子核质量换成原子质量，并忽略原子中电子结合能之差，则得

$$Q = (M_X - M_Y)c^2 - W_i \tag{1.11}$$

必须满足 $Q > 0$，即 $M_X - M_Y > W_i/c^2$ 时，才能进行电子轨道俘获。该衰变发生以后，仍有某些子核因处于激发态而释放出 γ 射线，并且，由于核外轨道内层电子空缺，所以此过程还伴随特征 X 射线或俄歇电子的发射。

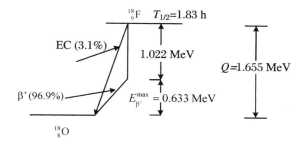

图 1.11　$^{18}_9$F 的衰变纲图

（电子轨道俘获和 β⁺ 发射竞争衰变）

　　β^+ 衰变和轨道电子俘获都是质量数不变而核电荷数减少 1 的衰变。在这两类衰变的放射性核素中，较轻的核素发生 β^+ 衰变的频率更高；而在较重的核素中，电子轨道俘获发生的频率更高，这是由于重元素的内层轨道电子更靠近核和更容易被俘获。也有放射性核素衰变既可以发生 β^+ 衰变，也可以发生轨道电子俘获。因为 $2m_ec^2 \gg W_i$，所以能发生 β^+ 衰变的原子核也能满足产生轨道电子俘获的条件，例如 $^{18}_9F$ 的衰变（图 1.11）。反之，能发生轨道电子俘获的原子核不一定能发生 β^+ 衰变。

3. γ 衰变

　　γ 衰变是指原子核由激发态通过发射 γ 光子跃迁到低能态的过程。γ 光子的本质是波长极短的电磁波，故 γ 光子不带电荷，静止质量为零。因此，发生 γ 衰变的原子核的质量和电荷数均未变，只是能量状态发生了变化，所以也称"同质异能跃迁"或 γ 跃迁。γ 衰变往往伴随 α，β 衰变而发生。有些放射性核素经 α，β 衰变之后，其子体可以处于不同的激发态，所以一个放射性核素所发射的 γ 光子可能有多种能量（图 1.12），其中 β_3 衰变的概率最大，为98.3%。

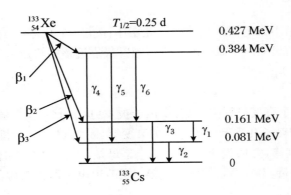

图 1.12　$^{133}_{54}$Xe 的衰变纲图
（衰变核发射多种能量的 γ 光子）

　　一般在 α，β 衰变后，子核处于激发态的时间极短（约 10^{-14} s），因此 γ 射线与 α，β 粒子几乎是同时发射的。但也有些激发态寿命较长（寿命可测），这种激发态称为"同质异能态"。寿命大于 0.1 s 的激发态称为"长寿命的同质异能态"。由于长寿命的同质异能态的存在，就有可能存在这样的核素，它们的核电荷数与质量数完全一样，即原子组成完全相同，只是原子核所处的能量状态不同。这样一类核素，我们称之为"同质异能素"。γ 衰变可用如下通式表示：

$$^mY \longrightarrow Y + \gamma + Q$$

　　γ 射线以光速运动，它不带电，所以它的电离能力很小，在物质中射程较长。在空气中的射程几十米到几百米，在铝箔中的射程为几十厘米，其射程比 α 射线大 10 000 倍，比 β 射线大 50~100 倍。因此，γ 射线比 α，β 粒子更容易被测量。

　　内转换现象：原子核由激发态跃迁到低能态时，除发射 γ 光子外，还可以发射电子，即原子核把激发能直接交给核外内层（K 或 L）电子，使它脱离原子核束缚成为自由电子，这种现象称为内转换（IC）（图 1.13），发射出的电子称为内转换电子。内转换电子来源于核外轨道电子，其能量取决于 γ 射线的能量和该轨道电子的结合能（$E_\gamma - W_K$），故内转换电子的能量是单一的。而且,发生内转换以后,原子核外内层轨道出现空穴,因此,与电子俘获(EC)一样,即伴有特征 X 射线和俄歇电子发射。

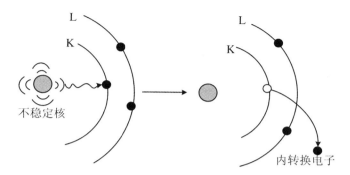

图 1.13　内转换现象示意图

(不稳定核将能量转移给轨道电子而不是发射 γ 射线)

1.3　放射性衰变规律

1.3.1　放射性核素衰变的基本规律

放射性核素的原子核不断地、自发地发生衰变,它虽无法预料,但也不是杂乱无章,而是服从于一定的统计性规律(图 1.14)。

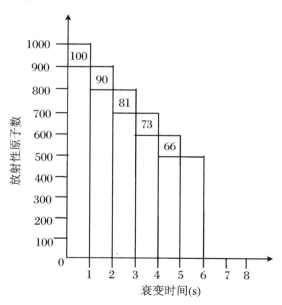

图 1.14　每过去 1 秒钟放射性样品的衰变

(从 1 000 个放射性原子开始,$\lambda = 0.1\ \mathrm{s}^{-1}$)

假如某放射性样品中,所含的放射性原子数为 N,则样品的平均衰变速率 $\Delta N/\Delta t$ 应当与放射性原子数成正比,即

$$\frac{\Delta N}{\Delta t} \propto - N, \quad \frac{\Delta N}{\Delta t} = - \lambda N \tag{1.12}$$

在式(1.12)中,λ 是衰变常数,表示每一个放射性原子核在单位时间内发生衰变的概率,每一个放射性核素有自己的特征值,λ 的单位是时间$^{-1}$。所以,$\lambda = 0.01\ \text{s}^{-1}$ 的意义是:平均每秒有 1% 的原子核发生衰变。负号表示 $\Delta N/\Delta t$ 是负数,N 的数值随时间而减少。

图 1.14 说明了放射性衰变随时间变化的情况。假设,一开始时,样品含有 $N_0 = 1\,000$ 个放射性原子,$\lambda = 0.1\ \text{s}^{-1}$;在第一个 1 s 的时间间隔中,放射性原子的衰变数大约是 $0.1 \times 1\,000 = 100$ 个原子(式(1.12)),则剩余的放射性原子数为 900;在下一个 1 s 的时间间隔中,放射性原子的衰变数约是 $0.1 \times 900 = 90$ 个原子,剩余的放射性原子数为 810;依次再在接下来的 1 s 中,放射性原子的衰变数约是 $0.1 \times 810 = 81$ 个原子,剩余的放射性原子数为 729。可见,随着时间的推移,放射性原子的衰变数和剩余的放射性原子数都在减少。

当 $\Delta t \to 0$ 时,式(1.12)可写成

$$dN = - \lambda N dt \tag{1.13}$$

将式(1.13)两边积分可得:

$$N = N_0 e^{-\lambda t} \tag{1.14}$$

式中,N_0 为 $t = 0$ 时放射性原子的数目,N 为在 t 时刻放射性原子的数目,式(1.14)即为放射性核素一般衰变规律公式。

由于在实际应用中无法测定放射性原子的数目(N),而比较容易获得该核素的放射性强度(A),且放射性原子数目的多少与放射性强度大小成正比,则(1.14)式可写为:

$$A = A_0 e^{-\lambda t} \tag{1.15}$$

式(1.15)中,A_0 为 $t = 0$ 时放射性强度,A 为 t 时刻放射性强度。

放射性核素的衰变是符合指数衰变规律的,即:单位时间某放射性样品的放射性原子数和放射性强度是以一个固定的比例消失的。例如,假如 $\lambda = 0.1\ \text{s}^{-1}$,则每秒都约有 10% 的放射性原子或放射性强度发生衰变。将 $e^{-\lambda t}$ 对衰变时间 t 作图,如果在线性坐标纸上作图,将得到一条按指数下降的曲线(图 1.15(a)),如在半对数坐标纸上作图,则是一条直线(图1.15(b))。

如果放射性样品中混有互不相干的不同放射性核素(不是母体、子体关系),则总放射性活度(A_t)是各不同放射性核素之和:

$$A_t(t) = A_1(0) e^{-0.693t/T_{1/2,1}} + A_2(0) e^{-0.693t/T_{1/2,2}} + \cdots \tag{1.16}$$

式中,$A_1(0)$ 是第一种放射性核素最初的放射性强度,$T_{1/2,1}$ 是它的半衰期,依此类推,且核素各自服从核衰变的基本规律。

图 1.16 显示了两种互相独立核素的混合物总放射性强度相对时间的衰变曲线。如果混合物中核素的半衰期相差较大(一般需相差两倍以上),则曲线最终总是呈现出混合物中拥有最长半衰期的核素的衰变曲线的斜率。只要最终曲线的斜率被确定,它就可以作为一条直线在半对数坐标纸上反推到 $t = 0$,并可从总的衰变曲线中减去这条线。对于更加复杂的混合物而言,可以重复使用"曲线剥离"的方法,直到曲线完全分解成线性组分。

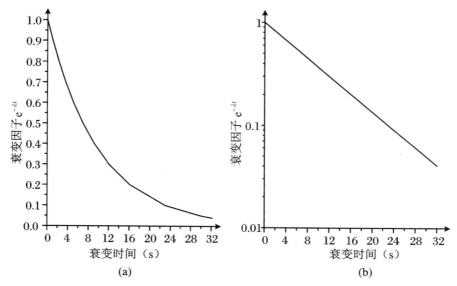

图 1.15　放射性核素衰变因子对时间的衰变曲线

（$\lambda = 0.1\,\mathrm{s}^{-1}$,(a)是直角坐标,(b)是半对数坐标)

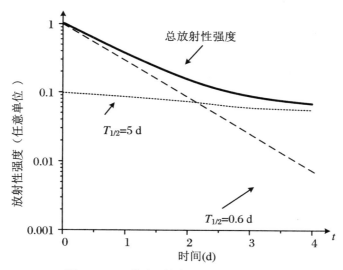

图 1.16　两种独立核素混合物的衰变曲线

1.3.2　半衰期

1. 物理半衰期（$T_{1/2}$）

　　放射性核素的衰变速度常以半衰期（$T_{1/2}$）来表示。半衰期是指某种放射性核素有一半原子发生衰变或放射性强度失去一半时所需的时间,即:

$$A = \frac{A_0}{2} \quad 或 \quad N = \frac{N_0}{2} \tag{1.17}$$

将式(1.17)代入式(1.15)或式(1.14)中得：

$$\frac{1}{2} = e^{-\lambda T_{1/2}}$$

$$T_{1/2} = \frac{\ln 2}{\lambda} = \frac{0.693}{\lambda} \tag{1.18}$$

2. 生物和有效半衰期

在生物医学研究中还常用到"生物半衰期"和"有效半衰期"两个名词。

生物半衰期(T_b)是指生物体内的放射性核素由于生物代谢过程从体内排出到原来一半所需的时间。

有效半衰期(T_{eff})是指放射性核素由于放射性衰变和生化代谢过程共同作用减少到原来的一半所需的时间。

物理半衰期($T_{1/2}$)、生物半衰期(T_b)和有效半衰期(T_{eff})之间的关系如下：

$$\lambda_{eff} = \lambda_{1/2} + \lambda_b \tag{1.19}$$

$$\frac{1}{T_{eff}} = \frac{1}{T_{1/2}} + \frac{1}{T_b} \tag{1.20}$$

$$T_{eff} = \frac{T_{1/2} \times T_b}{T_{1/2} + T_b} \tag{1.21}$$

3. 平均寿命(τ)

平均寿命是指放射性原子核平均生存的时间。在一个样品中，单独的放射性原子的寿命可以从 0 到 ∞（图 1.15），但是对某一种放射性核素，却只有一个平均寿命。由式(1.13)可知，从 t 到 $t + dt$ 的无穷小的时间内有 dN 个原子核发生衰变，它们的寿命是 t，则它们的寿命之和为 $t(-dN) = \lambda Nt dt$。如果在 $t = 0$ 时的放射性原子核数为 N_0，则 N_0 个核的寿命之和（总寿命）为

$$t_0 = \int_0^\infty \lambda Nt\, dt \tag{1.22}$$

其平均寿命 τ 为

$$\tau = \frac{\int_0^\infty \lambda Nt\, dt}{N_0} = \frac{1}{N_0} \int_0^\infty \lambda N_0 e^{-\lambda t} t\, dt = \frac{1}{\lambda} \tag{1.23}$$

τ 与 $T_{1/2}$ 之间的关系为

$$\tau = \frac{1}{\lambda} = \frac{T_{1/2}}{0.693} = 1.44 T_{1/2} \tag{1.24}$$

由式(1.24)式可见，对于某种放射性原子来说，它的平均寿命 τ 大于它的半衰期 $T_{1/2}$。

1.3.3 放射性核素连续衰变定律

有些放射性核素存在着母体、子体的关系（图 1.17），所以，将有更复杂的一系列连续衰变过程发生。

$$^{238}_{92}\text{U} \xrightarrow{\alpha} {}^{234}_{90}\text{Th} \xrightarrow{\beta} {}^{234}_{91}\text{Pa} \xrightarrow{\beta} {}^{234}_{92}\text{U} \rightarrow \cdots$$

图 1.17 $^{238}_{92}\text{U}$ 连续衰变

在这个过程中,母体的衰变遵循单一放射性核素衰变时所遵循的规律,式(1.14)、式(1.15),而子体的放射性的量与时间的关系相当复杂。子体因为母体的衰变而增加,同时子体也在不断地衰变。下面我们讨论连续衰变中各子体的放射性与时间之间的关系。

设 A 为放射性母体,B 为第 1 代子体,C 为第 2 代子体,X 为第 n 代子体,以此类推,等等则有。

$$A \rightarrow B \rightarrow C \rightarrow \cdots \rightarrow X \rightarrow \cdots$$

衰变常数	λ_1	λ_2	λ_3		λ_n
$t=0$ 时的原子核数	$N_{1,0}$	0	0		0
$t=0$ 时的放射性活度	$A_{1,0}$	0	0		0
t 时刻的原子核数	N_1	N_2	N_3		N_n
t 时刻放射性活度	A_1	A_2	A_3		A_n

母体 A 的原子核数随时间的变化为

$$N_1 = N_{1,0}e^{-\lambda_1 t_1} \tag{1.25}$$

$$\frac{dN_1}{dt} = -\lambda_1 N_1 \tag{1.26}$$

对于子体 B,除了需要考虑它的衰变外,还需要考虑它的增加。所以,子体 B 的变化率为

$$\frac{dN_2}{dt} = \lambda_1 N_1 - \lambda_2 N_2 \tag{1.27}$$

将式(1.25)代入式(1.27),移项得:

$$\frac{dN_2}{dt} + \lambda_2 N_2 = \lambda_1 N_{1,0}e^{-\lambda_1 t} \tag{1.28}$$

这是一个一阶线性非齐次微分方程,我们用积分法求解,在式(1.28)两边同时乘以 $e^{\lambda_2 t} \cdot dt$ 得:

$$e^{\lambda_2 t}dN_2 + \lambda_2 N_2 e^{\lambda_2 t}dt = \lambda_1 N_{1,0}e^{(\lambda_2-\lambda_1)t}dt \tag{1.29}$$

式(1.29)变换后为

$$d(N_2 e^{\lambda_2 t}) = \frac{\lambda_1}{\lambda_2 - \lambda_1}N_{1,0}de^{(\lambda_2-\lambda_1)t} \tag{1.30}$$

积分得:

$$N_2 e^{\lambda_2 t} = \frac{\lambda_1}{\lambda_2 - \lambda_1}N_{1,0}e^{(\lambda_2-\lambda_1)t} + C \tag{1.31}$$

因为初始条件为:$t=0, N_2=0$,则

$$C = -\frac{\lambda_1 N_{1,0}}{\lambda_2 - \lambda_1} \tag{1.32}$$

将式(1.32)代入式(1.31),并整理得:

$$N_2 = \frac{\lambda_1}{\lambda_2 - \lambda_1}N_{1,0}(e^{-\lambda_1 t} - e^{-\lambda_2 t}) \tag{1.33}$$

若用放射性活度来表示,(1.33)式可改写成

$$A_2 = \frac{\lambda_1}{\lambda_2 - \lambda_1}A_{1,0}(e^{-\lambda_1 t} - e^{-\lambda_2 t}) \tag{1.34}$$

如果子体 C 仍然是不稳定核素($\lambda \neq 0$),则

$$\frac{dN_3}{dt} = \lambda_2 N_2 - \lambda_3 N_3 \tag{1.35}$$

将式(1.33)代入式(1.35),并整理得:

$$\frac{\mathrm{d}N_3}{\mathrm{d}t} + \lambda_3 N_3 = N_{1,0}\left(\frac{\lambda_1\lambda_2}{\lambda_2 - \lambda_1}\right)(\mathrm{e}^{-\lambda_1 t} - \mathrm{e}^{-\lambda_2 t}) \tag{1.36}$$

初始时刻($t = 0$)时,$N_2 = N_3 = 0$,将式(1.36)两边乘以 $\mathrm{e}^{\lambda_3 t}\mathrm{d}t$,并积分最终可得:

$$N_3 = N_{1,0}(h_1\mathrm{e}^{-\lambda_1 t} + h_2\mathrm{e}^{-\lambda_2 t} + h_3\mathrm{e}^{-\lambda_3 t}) \tag{1.37}$$

令式(1.37)中:

$$h_1 = \frac{\lambda_1\lambda_2}{(\lambda_2 - \lambda_1)(\lambda_3 - \lambda_1)} \tag{1.38}$$

$$h_2 = \frac{\lambda_1\lambda_2}{(\lambda_1 - \lambda_2)(\lambda_3 - \lambda_2)} \tag{1.39}$$

$$h_3 = \frac{\lambda_1\lambda_2}{(\lambda_1 - \lambda_3)(\lambda_2 - \lambda_3)} \tag{1.40}$$

参照两次连续衰变,对任何一代子体(如第 n 代),其衰变率可写为

$$\frac{\mathrm{d}N_n}{\mathrm{d}t} = \lambda_{n-1}N_{n-1} - \lambda_n N_n \tag{1.41}$$

根据巴特曼(H. Bateman)的解法得:

$$N_n = N_{1,0}(h_1\mathrm{e}^{-\lambda_1 t} + h_2\mathrm{e}^{-\lambda_2 t} + \cdots + h_n\mathrm{e}^{-\lambda_n t}) \tag{1.42}$$

式中:

$$h_1 = \frac{\lambda_1\lambda_2\cdots\lambda_{n-1}}{(\lambda_2 - \lambda_1)(\lambda_3 - \lambda_1)\cdots(\lambda_n - \lambda_1)} \tag{1.43}$$

$$h_2 = \frac{\lambda_1\lambda_2\cdots\lambda_{n-1}}{(\lambda_1 - \lambda_2)(\lambda_3 - \lambda_2)\cdots(\lambda_n - \lambda_2)} \tag{1.44}$$

$$\cdots$$

$$h_n = \frac{\lambda_1\lambda_2\cdots\lambda_{n-1}}{(\lambda_1 - \lambda_n)(\lambda_2 - \lambda_n)\cdots(\lambda_{n-1} - \lambda_n)} \tag{1.45}$$

由式(1.42)可知,连续衰变规律不是简单的指数衰变,其中任一子体随时间的变化,不仅和本身的衰变常数有关,而且与前面所有放射体的衰变常数有关。如知道每代子体的衰变常数和母核数(或母核放射性活度),则可计算 t 时刻任一子体的原子核数(或放射性活度)。

1.3.4 放射性强度及其单位

放射性强度是度量放射性强弱的基本物理量,它的定义为:一个放射源在单位时间内发生核衰变的次数,亦称衰变率。

1. 强度单位

放射性强度的国际制单位(SI)是贝可勒尔(Becquerel),简称"贝可",用符号 Bq 表示。1 Bq 的定义为:放射性核素在 1 s 内发生 1 次核衰变,即

$$1\ \mathrm{Bq} = 1\ 次衰变/\mathrm{s}$$

过去曾用的活度专用单位是居里,符号为 Ci,它表示放射性核素在 1 s 内核衰变数为 3.7×10¹⁰次,即

$$1 \text{ Ci} = 3.7 \times 10^{10} \text{ 衰变数 /s}$$
$$= 3.7 \times 10^{10} \text{ Bq}$$

居里这个单位较大,因而常用毫居里(mCi)和微居里(μCi):

$$1 \text{ Ci} = 10^3 \text{ mCi} = 10^6 \mu\text{Ci}$$

2. 比强度(比活度)

放射性比强度是指放射性样品中放射性核素的强度与样品质量之比,即单位质量放射性样品中该核素的活度,其单位为贝可/克(Bq/g)、居里/克(Ci/g)等。

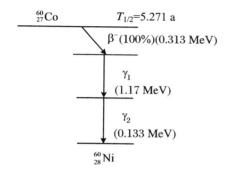

图 1.18 $_{28}^{60}$Ni 衰变图

3. 比浓度

如果放射性样品是液体或气体,可用放射性比浓度来表示放射性核素的强度与样品体积之比,其单位为贝可/升(Bq/L)或居里/升(Ci/L)等。

4. 发射率、计数率和衰变率

这些术语容易互相混淆,这里稍作说明:发射率是指放射源在单位时间内发射某种射线的个数,又称为放射源的射线强度,它与衰变率是有区别的。

衰变率是指单位时间内核衰变次数。如果某放射源每次核衰变只发射一个粒子,如 ^{14}C、^{3}H、^{32}P 等,则此时发射率与衰变率相等。而多数放射性核素,一次衰变往往放射出不止一个粒子,例如 ^{60}Co 源的一次衰变可放出一个 β^- 粒子和两个 γ 光子,所以 ^{60}Co 源的 γ 射线强度是衰变率(放射性强度)的两倍(图 1.18)。又如 ^{18}F(图 1.11)的一次衰变只有 96.96% 的概率发射 β^+ 粒子,所以 β^+ 粒子的发射率小于 ^{18}F 原子核的衰变率。计数率是指射线进入探测器后,由测量仪器在单位时间内记录的脉冲数,其单位为计数/分(cpm)或计数/秒(cps)。由于放射源发射的粒子不可能被探测器全部记录,且在没有放射源时,探测器的记录也不为 0,因此计数率不等于发射率,但将计数率进行校正,可换算成发射率和衰变率,这就是放射性强度的测量方法。

1.4 核射线与物质的相互作用

射线通过物质时,与物质发生相互作用,其相互作用表现为射线逐步损失能量,被物质吸收产生电离、激发等物理效应,进而引起化学效应或射线被散射。我们研究射线与物质作用的目的是更好地了解射线性质,并加以利用和防护辐射危害。

1.4.1 带电粒子与物质的相互作用

1. 电离和激发

当高能带电粒子(如 α 或 β 粒子)通过物质时,与吸收物质原子的核外电子产生库仑作用,使电子获得能量。如果电子获得足够的能量脱离原子核的束缚,成为自由电子,这时物质的原子就被分离成一个自由电子和一个正离子,称为离子对,这个过程称为电离(图1.19)。当被发射的电子是原子的内层轨道电子时,则最终还将引起 X 射线或俄歇电子的发射,但多数情况电离所发射的是原子的外层轨道电子。如果这个电子所获得的能量不足以产生电离而被激发到更高的电子能级,这个过程称为激发。处于激发态的原子是不稳定的,它会自发地跳回原来的基态,多余的能量将以发射光子的形式释放出来。

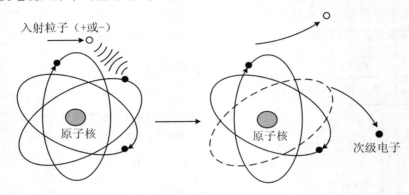

图 1.19　带电粒子与原子电离相互作用示意图

由原入射带电粒子产生的电离称为直接电离,在直接电离中产生的电子叫作次级电子(亦称 δ 电子)。如果产生的次级电子仍然具有足够高的能量,还能使其他原子产生电离,则这个过程称为次级电离。射线在物质中,由于电离和激发而引起的能量损失称为电离损失。

带电粒子在物质中单位路程上形成的离子对称为比电离(离子对/cm),它与粒子所带能量、电荷以及吸收物质的密度有关。相同的粒子,速度慢的比电离值大;速度相同的粒子,所带电荷越多,比电离值越高。如 α 粒子在空气中的最大比电离值比 β 粒子的大 9~10 倍。图 1.20 所示为 α 粒子射入空气后,在它路径上的比电离值变化情况:图中横坐标为剩余射程,即入射 α 粒子距射程末端的距离;纵坐标为 α 粒子在其路径上的比电离值。从图中 α 粒子的比电离曲线可以明显看出,在曲线开始的一段,比电离值上升较慢,在接近射程终点时,比电离值迅速增加。这是因为 α 粒子越接近射程末端,剩余能量越少,速度越低,α 粒子与吸收物质原子的核外电子"接触"时间越长,则比电离值就越大。而到达终点时,α 粒子能量已经低到不足以产生电离,此时曲线急剧下降趋于零。

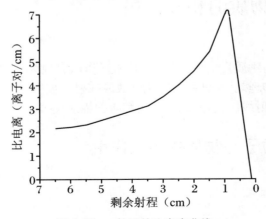

图 1.20　α 粒子的比电离曲线

总之,电离效应有着很重要的意义。电离是多数探测器最基本的工作原理,也是大多数放射生物效应的原因。

2. 散射

当带电粒子通过物质时,受到原子核或核外电子的库仑力作用发生偏转,这一过程称为散射。散射程度与带电粒子的质量、能量及吸收物质的密度有关。α 粒子的质量比轨道电子大 8 000 倍,电荷大 1 倍,所以轨道电子不足以引起 α 粒子的散射。只有当 α 粒子经过原子核旁时,由于受到静电斥力,α 粒子才改变运动方向。β 粒子的质量和所带电荷都与电子相等,所以 β 粒子被散射的现象比 α 粒子明显很多。吸收物质的质量越大和带电粒子的速度越慢则散射现象越严重。有些粒子在物质中经过多次散射,最后呈现出的散射角可接近 180°。这种散射称为反散射。

3. 韧致辐射

当快速运动的带电粒子与吸收物质的原子核碰撞时,对于重带电粒子(如 α 粒子和质子)有可能导致不同类型的核反应,用以生产放射性核素。但更多的可能是带电粒子(如电子)在原子核很强的库仑力作用下,运动方向发生偏转(图 1.21),同时能量迅速降低,能量转变为连续能量的电磁辐射发射出来,这种电磁辐射称为韧致辐射。韧致辐射的能量可以是该带电粒子最大能量内的任意值。性质与 X 射线近似,所以可以看作是连续光谱的 X 射线。

在生物和医学的使用能量范围内,带电粒子通过电离和激发损失能量占主要地位。通过韧致辐射损失能量的概率与带电粒子的能量及吸收物质的原子序数的平方成正比,与带电粒子质量的平方成反比。故对于 α 粒子来说,产生韧致辐射的概率可以忽略不计,但能量较大的 β 粒子产生的韧致辐射就不容忽视了(例如 ^{32}P)。β 粒子本身很容易被防护,而韧致辐射光的射程更长。如图 1.22 所示,可用低原子序数的物质(如塑料等)防护 β 粒子,然后,围绕着低原子序数的物质再用一层高原子序数的物质(如铅)来防护韧致辐射。

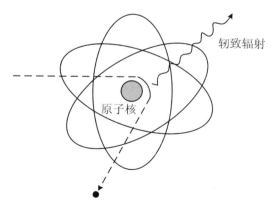

图 1.21　带电粒子与原子核作用产生韧致辐射示意图

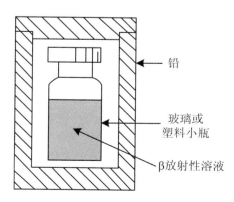

图 1.22　屏蔽 β 射线方式示意图

4．带电粒子在物质中的径迹

带电粒子通过物质时，在它经过的地方会留下一个正负离子的径迹。在软组织或密度相似的物质中，径迹宽一般为 100 μm，有时由于次级电子的作用会使原来带电粒子的径迹变长，所以通常用乳胶、云室等来研究带电粒子的径迹。

用云室可以清楚地看出 α 粒子和 β 粒子的径迹（图 1.23）。当 α 粒子穿过物质时，偏离原来方向的角度是很小的。因为电子的质量很小，不到 α 粒子的七千分之一，α 粒子碰到它，就像飞行着的子弹碰到一粒尘埃一样，运动方向不会发生明显的改变。且物质中带正电荷的原子核是均匀分布的，所以 α 粒子穿过原子时，受到的原子内部两侧正电荷的斥力，相当大部分互相抵消，使其偏转的力不会很大。只有当 α 粒子与原子核十分接近时，才会受到很大的库仑斥力，发生大角度的偏转。但由于原子核很小，粒子十分接近它的机会很少，所以绝大多数 α 粒子基本上仍按直线方向前进。因为 α 粒子电离本领大，在每厘米的路程中能使气体分子产生 10 000 对离子，所以它的径迹直而粗。β 粒子质量很小，跟气体分子的电子碰撞时容易改变方向，而且电离本领小，在每厘米的路程中只能产生几百对离子，所以它的径迹比较细而且有时发生弯曲。γ 粒子的电离本领更小，有时能产生一些细碎的雾迹。

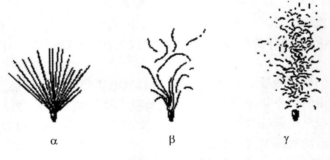

α　　　　　　　　β　　　　　　　　γ

图 1.23　云室中的径迹

1.4.2　γ 辐射与物质的相互作用

γ 射线是不带电的高能光子流，它不直接引起吸收物质原子的电离，因此它与物质相互作用的机制与 α、β 等带电粒子不同。γ 射线与物质的相互作用是非常复杂的。目前已知的光与物质相互作用至少有 9 种，其中以光电效应、康普顿效应和电子对效应为主，占总概率的 99% 以上。这里我们将对以上 3 种效应进行讨论。

1．光电效应

γ 光子与物质中原子的束缚电子作用时，其能量全部转移给该电子，并使该电子脱离原子的束缚飞出，γ 光子本身消失，这种过程称为光电效应（图 1.24）。发射出来的电子称为光电子。只有入射的 γ 光子的能量大于轨道结合能，光电子才有可能被发射出来。如果入射 γ 光子的能量足够大，光电子最有可能来自原子的最内层轨道，例如，K 层轨道需要的能量被满足，一个 K 层轨道电子被发射的可能性是 L 层轨道的 4～7 倍。γ 光子的能量除克服束缚电子的结合能外，主要转化为光电子的动能。由于原子核的质量比电子大 10^4 量级，所以反

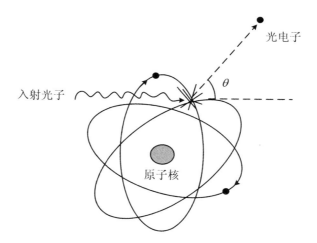

图 1.24　光电效应示意图

冲核的动能可以忽略。如果 γ 光子的能量用 E_γ 来表示，电子的结合能为 $E_i (i = \mathrm{K}, \mathrm{L}, \cdots)$，则光电子的动能为

$$E_\mathrm{e} = E_\gamma - E_i \tag{1.46}$$

光电子具有不同的发射方向，其分布与 γ 光子的能量有关。当 γ 光子能量较低时，光入射和光电子发射方向之间的夹角（θ）接近直角（$\theta \approx 90°$）处分布较多；随着光子能量的增加，光电子发射方向移向光入射方向（$\theta < 90°$）；当 $E_\gamma = 100$ keV 时，$\theta \approx 45°$ 处分布较多；当 $E_\gamma > 1$ MeV 时，则 $\theta < 10°$ 处分布较多。

物质原子发生光电效应后，原子核外内层轨道留下空穴，可由外层电子跃迁填补，因此，发射光电子的同时也伴随有特征 X 射线或俄歇电子的发射。

2. 康普顿效应

γ 光子与物质原子相互作用，将一部分能量转移给原子核外层电子，使它脱离原子飞出，而入射光子损失能量并改变运动方向，这个过程称为康普顿效应（亦称康普顿散射）。经康普顿散射的光子叫散射光子，飞出的电子称康普顿电子或反冲电子。如图 1.25 所示，θ 为散射光子与入射光子的夹角，称散射角；φ 为反冲电子与入射光子的夹角，称为反冲角。

光子能量与散射角的关系可根据能量和动量守恒定律：

$$E_\mathrm{SC} = \frac{E_0}{1 + \dfrac{E_0}{0.511}(1 - \cos\theta)} \tag{1.47}$$

(1.47)式中，E_0 和 E_SC 分别是入射光子和散射光子的能量，单位为 MeV。故反冲电子的能量 E_e 为

$$E_\mathrm{e} = E_0 - E_\mathrm{SC} \tag{1.48}$$

由此可知能量的传递不依赖于吸收物质的密度、原子序数及其他特性。

在康普顿效应中，入射光子能量传递给反冲电子的数量，可以从几乎为 0（$\theta \approx 0°$）一直到最大值 $E_\mathrm{e}^{\max}$（$\theta \approx 180°$）。θ 角变化范围为 0～180° 时，对应的反冲角 φ 由 90°～0°。当 $\theta = 180°$ 时的散射称为反散射，此时反冲电子的能量最大（$E_\mathrm{e}^{\max}$），散射光子的能量最小（$E_\mathrm{SC}^{\min}$）：

$$E_\mathrm{e}^{\max} = \frac{E_0}{1 + \dfrac{0.511}{2E_0}} \tag{1.49}$$

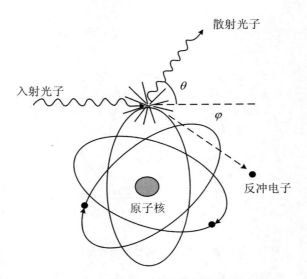

图 1.25 康普顿效应示意图

$$E_{SC}^{min} = \frac{E_0}{1 + \dfrac{2E_0}{0.511}} \tag{1.50}$$

式中，E_0 单位为 MeV，依赖于入射光子的能量变化，散射光子和反冲电子能量随之变化，产生的散射光子和反冲电子仍然能与物质产生各种作用，直至丧失全部能量或逸出物质。

3. 电子对效应

当能量大于 1.022 MeV 的 γ 光子通过物质时，在原子核的库仑力作用下，γ 光子转化为一个正电子和一负电子，这个过程称为电子对效应（图 1.26）。

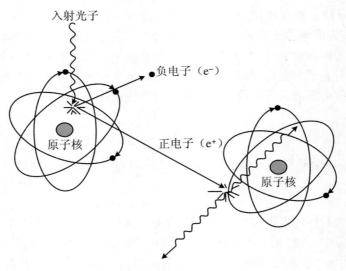

图 1.26 电子对效应示意图

因为电子的静止质量等于 $m_e c^2 = 0.511$ MeV，所以发生电子对效应需要的最小光能是 2×0.511 MeV $= 1.022$ MeV。根据能量守恒定律，正、负电子的动能，分别用 E_+，E_- 表

示,则
$$E_+ + E_- = E_\gamma - 2m_e c^2 = E_\gamma - 1.022\,\mathrm{MeV} = h\nu$$
一定能量的 γ 光子与物质作用产生的正、负电子能量的总和为常数,但它们之间的能量分配是任意的,一般在 20% ～80% 的范围内。γ 光子能量越大,正、负电子的发射方向与 γ 光子入射方向越接近。

两个电子是通过电离和激发损失自己的能量。正电子很快和吸收物质中的电子相互湮灭,产生一对能量为 0.511 MeV,发射方向相反的湮灭光子。

由于 γ 光子的能量和吸收物质的原子序数不同,产生 3 种效应的比例也不同(图 1.27),总结如下:

① 对低能 γ 光子(小于 0.06 MeV)和高原子序数吸收物质,光电效应起主要作用;

② 对中能 γ 光子(0.2～2 MeV)和低原子序数吸收物质,康普顿效应起主要作用;

③ 对高能 γ 光子(大于 2 MeV)和高原子序数吸收物质,电子对效应占优势。

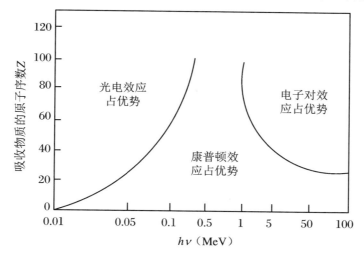

图 1.27　γ 射线三种主要作用与光子能量和吸收物质原子序数之间的关系

1.4.3　中子与物质的相互作用

处于自由状态的中子不稳定,在不断地进行 β^- 衰变,
$$^1_0 n \longrightarrow p + \beta^- + \bar{\nu} + Q(衰变能)$$
其半衰期 $T_{1/2}$ 为 10.80 ± 0.16 min,衰变能 Q 为 0.782 MeV。中子能量因与吸收物质相互作用类型不同而有所不同。因为中子不带电荷,所以中子一般不与吸收物质原子核外电子发生作用,它与 γ 光子一样,在吸收物质中有着比带电粒子更长的射程。中子与吸收物质原子核相互作用有两种类型:散射和吸收(核反应)。

1. 散射

散射又分为弹性散射和非弹性散射。弹性散射是中子与原子核之间最常见的作用。在弹性散射过程中,中子和原子核的总动量保持不变,其能量可在两者之间分配,中子损失一部分能量,交给原子核成为原子核的反冲能,并改变初始运动方向。

中子在非弹性散射时,中子的一部分动能转化为核的内能(势能),不仅使原子核受到反冲,还使它被激发。被激发的原子核退激时,发射 γ 射线。中子常按其能量分为慢中子($0<E\leqslant 1$ keV)、中能中子(1 keV$<E\leqslant 500$ keV)、快中子(0.5 MeV$<E\leqslant 10$ MeV)、高能中子($E>10$ MeV)。

任何能量的中子都可能发生弹性散射,而非弹性散射只有当中子的能量大到足以使核处于某种激发态的时候才会发生。

2. 吸收(核反应)

慢中子在与吸收物质原子核作用时比快中子更容易引起核反应。中子通常被吸收物质原子核吸收,形成一个处于激发态的复合核。处于激发态的复合核可以通过放出一个能量较低的中子,留下一个处于激发态的初始核;也可以不放出中子,形成一个新的不稳定的核,这个新的不稳定的核可以通过发射 γ 射线、α 射线、β 射线、质子等的形式放出剩余能量,产生(n,γ)、(n,α)、(n,β)、(n,p)等核反应。某些原子序数高的核吸收了一个中子后,激发态复合核碎裂为两个较轻的核,称为核裂变。

中子与物质的原子核相互作用类型发生的概率与中子能量和吸收物质核的性质有关。快中子以弹性散射为主,能量大于 0.5 MeV 的快中子开始产生非弹性散射,引起原子核激发,当快中子能量在 10 MeV 时,发生非弹性散射、弹性散射、核反应的概率接近相等。慢中子(尤其是能量小于 0.5 eV 的热中子)以中子俘获为主。重原子序数的吸收物质核吸收了一个中子后可产生核裂变,如:铀-233、铀-235、钚-239 可由任何能量的中子引起裂变。钍-232、铀-238 则要快中子来引起裂变。

第 2 章　放射性核素的探测

在第 1 章第 4 节中,我们详细介绍了核射线穿过物质时,将与物质发生相互作用,引起各种效应,并逐渐损失能量。核射线与物质相互作用的机制、产生效应的种类取决于射线的类型、能量以及吸收物质的特性。人们正是利用核射线与物质发生相互作用产生不同效应建立了各种核探测器。

在核医学和生物学中,放射性核素及其标记化合物作为探针最终测量的形式主要有三类:定性测量、定量测量和定位测量。本章将对前两类测量的原理进行介绍,第三类测量原理将在第 5 章核医学显像中介绍。

常用于放射性核素及其标记化合物定性、定量测量的探测器主要有三种类型:气体电离探测器、闪烁探测器、半导体探测器,下面我们分别介绍。

2.1　气体电离探测器

2.1.1　工作原理

图 2.1 所示的是气体电离探测器的示意图,它以气体作为带电粒子电离或激发的介质,在一个气体空间内,置有两个电极(平行板或圆柱形或一对金属丝等)。

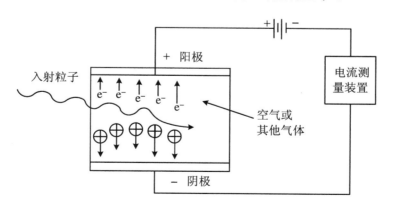

图 2.1　气体电离探测器示意图

一般情况下,气体是绝缘体,在两电极之间没有电流。当带电粒子穿过气体时,气体被电离产生电子和正离子,如果此时气体探测器的两电极之间没有加电压,则所产生的离子对和其他气体分子一样做混乱的热运动,并和气体分子不断发生碰撞改变运动方向。正负离子混乱运动可能发生三种情况：

① 扩散，即正负离子从密度大的区域向密度小的区域扩散；

② 电子吸收，即电子被中性气体分子俘获；

③ 复合，即正负离子复合形成中性分子，结果正负离子对将因逐渐复合而消失。

为了记录入射粒子，必须在气体探测器电极两端加外电压。在外电场作用下，正负离子形成沿电场方向的漂移运动，电子向正（阳）极漂移，正离子向负（阴）极漂移，最后被电极吸收，引起一个瞬间的电离电流。

实验发现，在入射粒子不变的情况下，随着外电场的增加或降低，电极上收集到的离子对数也随之变化。在整个电压范围内，可分为几个不同的区域（图 2.2），对应不同的区域可以得到不同类型的气体探测器。

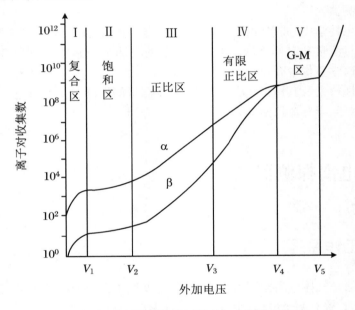

图 2.2 离子对收集数目随外加电压的变化

区域 I：此区域外加电压很小，所以离子的漂移速度很慢，电子的吸收效应、扩散效应和复合效应起着主要作用。由于复合效应，使因电离效应而产生的电子和正离子数目减少，故电极收集到的离子数小于入射粒子在气体中产生的离子数（N_0），这一区域叫复合区。

区域 II：随着电压增加，离子的漂移速度增大，发生碰撞复合的机会变小，扩散的影响也变小，因而电极上收集到的离子数逐渐增加。当电压到达 V_1 时，基本上不存在复合。这时 N_0 全部被收集，达到饱和。如果继续增加电压，在一定范围内（$V_1 \sim V_2$）被收集的离子数不再增加，这个区称饱和区。电离室就是工作在此区。

区域 III：当外加电压超过 V_2 时，两电极收集到的离子数又开始增加。这是由于当外加电场足够强时，原初始电离产生的电子，在向阳极漂移的途中可获得足够大的能量与气体原子碰撞产生"次级电离"，而这些次级电子仍可继续获得足够大的能量产生新的电离，结果使真正到达阳极的电子数（N）比原初始电离产生的电子数（N_0）多得多，这称为"气体放大"。N 与 N_0 的比值叫作"气体放大倍数"，用 M 来表示，M 可达 10^4。这样，每一个初始电离效应产生的电子都将导致一次"电子增值"过程，通常称为雪崩。由此区域"雪崩"过程的特点导致的气体放大倍数对不同的粒子或对不同能量的同一种粒子是一个常数,所以输出脉冲幅度和原初电离产生的离子对数成正比,因此区域Ⅲ被称为正比区。

区域Ⅳ:次级离子对的增加并不是没有止境的。当外电场强度大到一定程度时,产生的大量离子对中的正离子,由于漂移速度慢,滞留在气体空间,形成空间电荷,它们所产生的电场会抵消一部分外电场,因而限制了次级离子的继续增加,这就是空间电荷效应。这个效应在区域Ⅳ开始表现出来,空间电荷对气体放大已经有所限制,因此,这一区域叫作有限正比区。

区域Ⅴ:随着外电压的继续增加,空间电荷效应已达到了极限,阳极收集到的总电荷又一次达到饱和,曲线进入新的坪区。气体放大过程出现新的特点,即输出脉冲幅度已基本不变(阳极收集到的电子数,与初始离子数 N_0 无关),而且幅度已极大,气体放大倍数可达 10^8 倍。这是工作在该区的G-M管最主要的特点。故G-M管不能用来辨别不同类型的粒子,也不能用于能谱测量。此外,正离子鞘向阴极漂移需 $100~\mu s$ 以上的时间,才能进行第二次计数,所以死时间较长。

区域Ⅵ:当电压大于 V_5 时,电极收集的离子对再次急剧增加,这就是所谓气体连续放电区。工作在此区的有闪光室、火花室等。

由以上讨论可知,电离室、正比计数管和G-M计数管尽管都是利用气体电离效应的,但由于它们的工作电压不同,造成作用机制不同,输出脉冲幅度以及其他性质也有差别。下面分别进行具体介绍。

2.1.2　电离室

1. 概述

电离室是最简单的气体探测器。它工作在饱和区,既不存在正负离子复合,也没有气体放大。入射粒子电离所产生的全部电子和正离子都被收集到正负电极。饱和区的起始电压称为“饱和电压 V_1”(图 2.2),其大小与室的设计和室中填充的气体等因素有关。电离室工作电压一般在 $60\sim300$ V。这个工作电压范围较宽,在这个范围内电压的变动,电离室两极收集到的离子数基本不变,即不会影响电离室的工作。但由于电离室输出信号较微弱,因此对通过电离室读出电子学系统和工作电压稳定性都有较高的要求。

常见的电离室结构形式有两种:平板形(电极为平板形)和圆柱形(电极为圆柱形),图 2.3 所示是两种电离室的结构示意图,也有球形和其他形状。

电离室的主要部分是绝缘得很好的两个电极。阳极(亦称集电极或收集极)与测量仪器连接。通常,集电极通过负载电阻 R 与电源正极(正电源的高压端或负电源的接地端)相连,阴极相应地接电源的负极(地或负高压)。平板电离室的两个电极多是圆形金属板,为了减少电场的边缘效应,通常使两电极的间距远小于它们的直径,且两极板精确平行。圆柱形电离室中心的收集极一般是一个圆棒或一根金属丝,圆柱形外壳是阴极,用不锈钢、铝、黄铜等材料制成,电极之间用绝缘体隔开,绝缘体是电离室的关键部件。

按照工作性质,电离室可分为脉冲电离室和电流电离室两类。脉冲电离室是记录单个粒子的电离室,每一个入射粒子产生的总电离效应将产生一个输出脉冲,主要用来测量重带电粒子的能量、强度、射程和比电离等。电流电离室则是记录大量入射粒子所引起的总电离的平均电流,主要用于测量 X,γ,β 和中子的强度、剂量等。

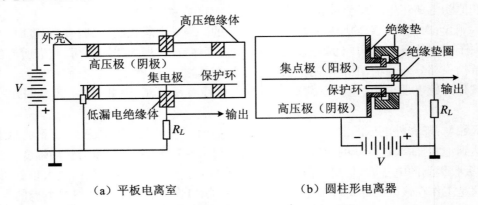

（a）平板电离室　　　　　（b）圆柱形电离器

图 2.3　电离室结构图（基于徐克尊《粒子探测技术》修改）

电极之间是电离室的有效灵敏体积,室内充有工作气体。电流电离室常用的工作气体有纯惰性气体、氮气和空气等,也可用混合气体。脉冲电离室常用的工作气体大多是惰性气体加少量多原子分子气体(如: $Ar + 10\%CO_2$, $Ar + 10\%CH_4$)。

目前电离室在辐射监测、照射和吸收剂量的测量、放射源的刻度等方面广泛应用。

2. 电离室的应用

（1）辐射监测:

图 2.4 所示是一台美国生产的手持便携式电池供电的加压电离室巡测仪。它的特点是有一个加压电离室,为测量 γ 射线和 X 射线的辐射提高了灵敏度和改善了能量响应。加压电离室巡测仪用于对 X 光诊断设备及辐射治疗设备周围的辐射泄露和散射等的巡回监测。

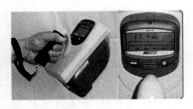

图 2.4　415P 型加压电离室巡测仪

（2）标定放射源

电离室的主要优点之一是它的长期稳定性,因此累计电离室可做成标准计量仪器。这类仪器被校准后,数年内的变化小于 0.1%,因此无须经常校准。这类电离室常使用井形结构,如图 2.5 所示为一台美国生产的活度剂,电离室是3.2 mm密封加强型防护,壁薄,深井,充有 2.5 个标准大气压的氩气,最大可以测量活度为 12 Ci,测量时间约为 2 s,并且无须每次进行温度、压强校正。

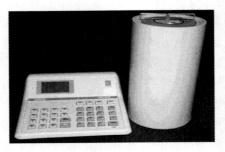

图 2.5　CRC-15BT 型活度计

2.1.3 正比计数器

1. 概述

正比计数器工作在图 2.2 所示的 III 区域——正比区。当外电场电压大于 V_2 时,由射线产生的电子在向阳极运动的过程中获得足够的能量,产生次级电子。这个过程称为"气体放大",即两电极收集到的离子对数大于射线初始电离的离子对数,且收集到的离子对数与初电离离子对数成正比关系,即收集极上收集到的电荷数是原始电离数的 M 倍(M,放大倍数),故收集极感应的脉冲电压信号也相应得到放大,在适当的条件下,这种倍增作用可达 10^4 倍以上。

$$V = \frac{Q}{C} = -\frac{MN_0 e}{C} \tag{2.1}$$

式中,M 为气体放大倍数,N_0 为初始电离对数,C 为电容,e 为电子电荷,$-$ 表示为负极性脉冲。

为了使电子在气体空间获得足够的能量产生"气体放大",就要求电场强度 $\geqslant 10^4$ V/cm。在平板电离室中,如两电极板之间的距离为 1 cm,则工作电压至少为 10^4 V,这样的高压无论在制作上还是使用上都会遇到很多困难,因此正比计数器很少采用平板式结构。由于圆柱形气体空间的电场分布不均匀,电场强度与电子到中心丝(阳极)的距离成反比,故在中心丝附近电场强度很高,可达到 10^4 V/cm 量级以上,因而正比计数器大多采用圆柱形结构。图 2.6 所示的是正比计数器的一个典型设计,可制成无窗式(图 2.6(a)),样品直接放在计数器的室中;或制成薄窗式(图 2.6(b)),样品与计数器之间由一层薄的导电的窗分开。室内填充特殊的混合气体,如 90% 的氩和 10% 的甲烷或氙等。

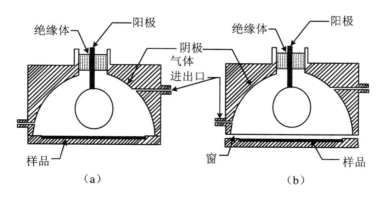

图 2.6 流气式 2π 正比计数管示意图(基于 Sorenson,phelps,1987,ch. 4)

2. 工作特性

(1) 坪特性

在放射源确定的情况下,样品计数率随正比计数管工作电压的变化曲线称为坪曲线,如图 2.7 所示。坪特性经常由坪长、坪斜、起始电压(V_s)和工作电压(V_0)几个参数来表征。计数率基本不随工作电压变化的区域称为坪区。坪区的电压范围叫坪长。实际上坪区不是绝对平的,它有一定的斜率,称坪斜。坪斜是指坪区电压升高 100 V 计数率增加的百分数。性能良好的正比计数管坪长可超过 400 V,坪斜可小于 1%/100 V(0.01%/V)。正比计数管输出脉冲幅度与入射粒子的能量和类型有关(图 2.2),因此正比计数管的起始电压也与入射粒子的能量和类型有关。如果入射粒子具有两种能量,曲线将会出现两个坪,如图 2.7 所示的高能粒子坪和低能粒子坪。如果能量是连续的,则坪斜就会大大增加。

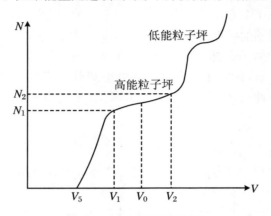

图 2.7 探测器的坪特性

(2) 能量分辨率和能量线性响应

对于正比计数器来说,除了由于电离过程会产生离子对数的统计涨落以及气体放大过程中气体放大倍数导致的统计涨落所构成的正比计数器固有能量分辨率外,由于技术装置不完善,电子线路原因及前置放大器噪声等都会对正比计数器的能量分辨率造成影响。后者可通过使用低噪声前置放大器和完善技术装置等方法避免。能量线性响应是指正比计数器输出脉冲幅度与入射粒子能量成正比,但当发生一次雪崩,并且电子漂移到阳极后,正离子的漂移速度慢导致大量正离子滞留在正比计数管的气体空间,会形成空间电荷。空间电荷效应会抵消一部分外电场作用,从而限制放大倍数,结果可能使初电离大的放大倍数小,初电离小的反而放大倍数大,这使计数器的线性响应受到影响。可通过改进计数器结构,选用合适的工作气体来降低这种影响。

总之,正比计数器具有能量分辨率较高、能量线性响应较好、探测效率高和寿命长等特性。

3. 正比计数器的应用

正比计数器既可用作活度测量,也能用作能量测量。由于它输出脉冲幅度大,因此可用来测量低能粒子,如对低能 γ 射线和电子等射线的测量。由于放射源能放在室内,测量可达到 $2\pi,4\pi$ 立体角,因而可用于精确的放射性绝对测量。对中子、X 射线的测量,正比计数器的应用也很广泛。圆柱形正比计数器也用于内部气体计数,这种方法是把用 ^3H 或 ^{14}C 标记的放射性气体与合适的正比计数器气体混合,让混合后的气体进入计数器进行放射性测量(图 2.8),这个系统主要用于核医学中。

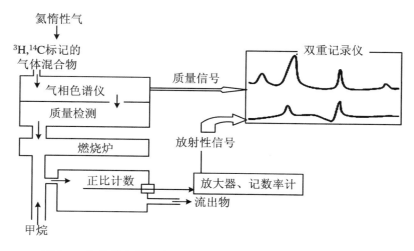

图 2.8　气流计数器示意图（基于 Sorenson，phelps，1987，ch. 14）

2.1.4　G-M 计数器（Geiger-Muller Counters）

1. 工作原理

　　G-M 计数器工作在图 2.2 所示的 V 区——G-M 区。G-M 计数器大多是圆柱形和钟罩形结构，如图 2.9 所示，其中央是一根细的金属丝阳极，外面是阴极。阴极外壳有可能是金属的或在玻璃和塑料管内喷涂一层金属膜。有些 G-M 计数器在管的一端有一薄的放射性入口窗。管子是被密封的，并充有特殊的混合气体。这种探测器是由盖革（Geiger）和弥勒（Muller）发明的，所以被命名为 G-M 计数管。

　　G-M 计数器的工作原理见图 2.10。为了获得足够大的气体放大倍数，G-M 计数器的阳极丝和阴极圆柱形外壳间需加很强的电场强度。当电离发生在 G-M 计数管中的时候，电子在强外电场的作用下被加速，与正比计数管相同，在 G-M 计数管内产生"气体放大"现象。另外，当电子撞击中心丝（阳极）时，它们所带的能量足以产生紫外光。紫外光再与阴极壁作用，产生次级电子，次级电子在外电场的作用下又向中心丝加速运动，又可引起更多的"气体放大"和紫外辐射（见图 2.10）。气体放大不再像正比计数管那样，只局限在初电离的小范围

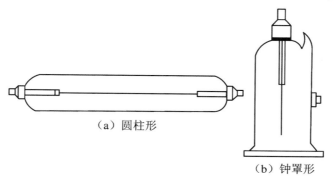

（a）圆柱形　　　　　　（b）钟罩形

图 2.9　G-M 计数管结构示意图

内,而是整个阳极丝附近都会产生正负离子对,这个现象通常叫雪崩再生。在这一过程中,质量相对轻的电子被中心丝(阳极)迅速收集,而质量相对大的阳离子,由于迁移速度远小于电子,故仍滞留在阳极丝周围,形成阳离子鞘,使阳极周围电场下降。此时进入这个区域的电子被正离子云包围,并且在电子还未到达阳极丝前,就被正离子云吸收,雪崩停止。

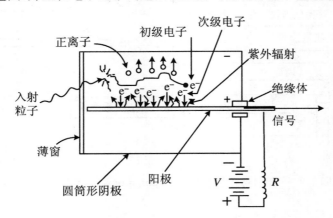

图 2.10　G-M计数工作原理

(基于 Sorenson,phelps,1987,ch.4)

在G-M管中,由于电子雪崩持续发展形成自激放电,增殖的离子对总数与原电离无关,$Q_0 = MN_0 e =$ 常数,即无论计数管所加电压和初始入射粒子的能量是多少,入射粒子的种类是什么,输出脉冲的幅度大小相同。由于气体放大倍数很大,所以脉冲幅度很高。

在一个G-M计数器中,当一次雪崩结束时,另一个新问题出现。阳离子鞘向阴极运动,当其到达阴极时,可能从阴极表面打出电子,或阴极表面电子被激发,退激时发射紫外光,紫外光又有可能导致更多的次级电子产生,这时中心阳极附近电场已恢复,这些电子可能引起新一次雪崩,形成第二次放电,在阳极上出现第二个脉冲。上述过程会反复进行,使计数器无法正常工作,因此,必须消除多次放电。消除多次放电现象的方法,称为"猝灭"。现在使用较多的猝灭方法是在计数管的主要气体中充入一定量的猝灭气体,这样的G-M计数器称为自猝灭的计数器。这种计数器的计数管中充有两种气体:一种是惰性气体(如氩、氖、氪),它们对电子的吸附效应很小,也称为主要气体;另一种是猝灭气体,常用乙醇、乙醚、正戊烷等有机蒸气,或溴、氯等卤素气体。经验表明,惰性气体和有机蒸气的最佳比例约为9∶1,而卤素的比例很小,常为 0.1%~0.01%。充有有机蒸气的管子叫有机管,充有卤素的管子叫卤素管。猝灭气体有 3 个特点:

① 猝灭气体有比惰性气体低的电离电势,因此,它在与惰性气体的正离子碰撞过程中很容易将自己的电子转移给惰性气体;

② 猝灭气体的正离子在与阴极作用时,打出次级电子和光子的概率很小,而主要是从阴极上获得电子被中和,成为激发态的分子,然后通过自身的解离释放多余的能量;

③ 猝灭气体对光子具有较强的吸收能力,当高速运动的电子在阳极上打出光子时,大部分被猝灭气体所吸收,不至于使光子照射阴极而产生光电子。

2. 工作特性

(1) 坪曲线

由于 G-M 计数器对不同种类和能量的入射粒子所产生的脉冲幅度基本相同,因而坪特性与粒子种类和能量关系不大,仅对起始电压有些影响。G-M 计数器两极间维持"雪崩"的最小电压叫起始电压(V_1)(图 2.11)。当电压大于 V_1,小于 V_2 时,随电压增加,计数率迅速增加。当电压大于 V_2 时,进入"坪区",坪区的长度为 $V_3 - V_2$。由于猝灭不完全,G-M 计数器的坪长比正比计数器短很多,坪斜也大很多。有机管的坪长为 200~300 V,坪斜 0.05%~0.1%/V;卤素管坪长约 80 V,坪斜约 0.1%/V。当电压大于 V_3 时,计数率再一次迅速增加,进入计数管的连续放电区。连续放电可迅速耗尽猝灭气体,因此计数器寿命变得很短。最适的工作电压是在坪特性曲线坪区前 1/3 的位置所对应的电压。

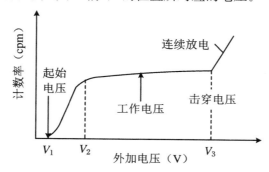

图 2.11　G-M 管的坪特性曲线

(2) 分辨时间

探测器能记录下来的两个相邻脉冲的最短时间间隔,称为"分辨时间"(τ)(图 2.12)。由上面关于 G-M 计数器工作原理的讨论已知,G-M 计数管一次雪崩放电后,滞留在阳极附近的正离子鞘将抵消一部分外电场。此时即使有入射粒子进入,也不能引起 G-M 计数器的雪崩,这段时间就称为 G-M 计数器的"死时间"(τ_D)。随着正离子鞘不断向阴极运动,阳极丝周围的电场逐渐恢复,入射粒子形成的脉冲幅度逐渐增大,从有脉冲出现到脉冲幅度恢复到最大值所需要的时间称为"恢复时间"(τ_R)。G-M 计数管死时间较长,一般在 100~300 μs,当样品计数率较高时必须进行漏计数校正,方法如下:

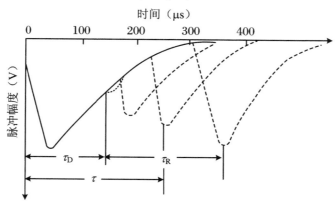

图 2.12　G-M 管输出脉冲幅度与时间的关系

设计数管分辨时间为 τ，单位时间探测器的计数率为 n（cps），则在每秒计数时间内计数管不能计数的时间为 $n\tau$。若每秒入射粒子数（真计数）为 n_0，则在 $n\tau$ 时间内的漏计数为 $n_0 n\tau$，即

$$n_0 - n = n_0 n\tau$$

$$n_0 = \frac{n}{1 - n\tau} \tag{2.2}$$

式（2.2）即为死时间校正公式，对于任何一个测量系统，只要知道死时间 τ_D，每测得一个计数率 n，都可利用式（2.2）计算出单位时间真正入射粒子的数量 n_0。

3．G-M计数器的应用

G-M计数器是一个结构简单，并且价格相对便宜的探测器。20 世纪 50 年代以前，G-M计数器即用于核医学，但目前多被其他各种类型的探测器所代替。G-M计数器的主要缺点是对于 γ 射线和 X 射线探测效率低（小于 1%），且它只能测量射线强度，不能分辨射线能量。

目前，G-M计数器主要用于以防护为目的的防护仪器。探测器的射线入口窗是一层很薄的云母（厚度为 0.01 mm），允许穿透能力弱的射线进入。这样的"窗"易碎，所以一般用一层金属网加以保护。对于测量穿透能力较强的辐射，如 γ 射线和高能 β 粒子，可以使用比较厚的和坚硬的"窗"，如 0.1 mm 厚的铝或不锈钢。G-M防护仪比电离室防护仪灵敏度高，且体积可制作得很小，如图 2.13 所示。

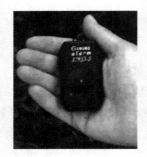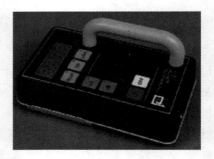

图 2.13　G-M 防护仪（Polon-Ekolab 的产品）

2.2　闪烁探测器

2.2.1　基本原理

在上一章中介绍过，放射性与物质作用可引起吸收物质原子和分子的电离和激发。被电离和激发的原子或分子再通过与其他原子、分子作用或退激来释放能量。大多数能量被转化成热能，例如在气体和液体中的分子振动或在晶体中的点阵振动。但在有些物质中，能量是以光的形式释放的，这些物质被称为闪烁物质。由闪烁物质制造的探测器称为闪烁探

测器。

闪烁探测器是 20 世纪 50 年代以后,即在有了光电倍增管和更多实用闪烁体之后发展起来的一种探测放射性核素的有力工具。原理是闪烁物质在与射线相互作用的过程中发射荧光,再由光电倍增管将光转变为光电子,然后把这些光电子经过多次倍增放大,输出一个幅度很大的电脉冲,由电子学仪器记录。

实际上,在我们日常生活中经常遇到荧光物质和荧光现象,例如,X 光透视时,荧光屏上出现的图像就是 X 射线打在荧光屏上使之发光形成的;示波器和电视机屏幕的图像是电子打在荧光屏上使之发光形成的;老式手表和钟的发光刻度盘也是荧光物质(通常是硫化锌)中混有少量放射性核素(如 ^{3}H、^{147}Pm、^{226}Ra)制成的。

今天,闪烁探测器已经发展成为相当成熟的一种探测仪器,并广泛应用于生物和医学中。典型的闪烁探测器的总体装置如图2.14所示。根据闪烁体的物态不同可将闪烁探测器分为两大类型:固体闪烁探测器和液体闪烁探测器。顾名思义,这两类探测器在结构上最大的不同是使用的闪烁体一个是固体的,一个是液体的,因此,两类探测器在使用目的上也不同。下面我们将分别介绍这两类探测器。

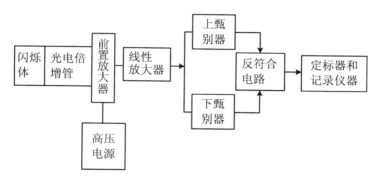

图 2.14　闪烁探测装置方框图

2.2.2　固体闪烁探测器

1. 闪烁体

闪烁体是闪烁探测器的重要组成部分,闪烁体性能的好坏直接影响探测器的性能及测量结果。一个理想的闪烁体应具有以下特性:

① 闪烁体将吸收射线能量转变成光的能力应较好,即有高的发光效率;
② 能量响应具有线性关系,即输出脉冲与入射粒子能量之间应有线性关系;
③ 闪烁体闪烁的持续时间(τ),即发光衰减时间要短;
④ 有好的化学和辐射稳定性及小的温度效应;
⑤ 易制成大晶体,密度高;
⑥ 透明度和光学均匀度好。

目前闪烁体的种类很多,从化学成分上看分为无机和有机两大类,而从物理形态又可分为固体、固溶体、液体和气体。实际上并没有一种各方面性能都很好的闪烁体,所以需要根据具体要求有所取舍。下面我们主要介绍在生物医学中常用的闪烁体。

（1）无机闪烁体

无机闪烁体大多是无机晶体，是在无机盐晶体中掺入少量杂质（也称激活剂）而制成的。应用最广的无机闪烁体是碱金属卤化物，其中经常使用的有 NaI(Tl)，CsI(Tl)，CsI(Na)和ZnS(Ag)等晶体。表2.1列出了部分常用无机闪烁体的主要特性。

表2.1　常用无机闪烁体的主要特性

闪烁体	密度 (g/cm³)	折射系 数 n	发射光谱 主峰位(Å)	发光效率 （相对于蒽）	发光衰减时 间 $\tau(\mu s)$	主要用途及特点
NaI(Tl)	3.67	1.77	4 130	2.3	0.23	测定 γ 强度、能谱、易潮解，可做成大晶体
CsI(Tl)	4.51	1.79	5 400	0.95	1.1	测定带电重粒子、γ 及 X 射线强度。不潮解，可做成大晶体，τ 随不同粒子变化
ZnS(Ag)	4.09	2.36	4 500	3	0.2(α)	测定 α 强度。多晶粉末，透明度差
$Bi_4Ge_3O_{12}$ BGO	7.13	2.15	4 800	0.28～0.32	0.3	测定 γ 强度、能谱。不易潮解，透明度好，余辉小，机械加工性能良好

① 无机晶体的发光机制：人们多借助固体中的能带理论描述无机晶体的发光机制。即晶体中原子的核外电子能级为一系列连续的能带（图2.15），最低的能带称"满带"，一般被原子的内层电子填满，稍高能带为"价带"，由价电子占据，若价电子受激可跃迁到"导带"上去；"满带"和"价带"之间，"价带"和"导带"之间不存在电子能级，故叫"禁带"。当射线将能量传递给晶体中的原子时，电子受激，从"价带"跃迁到"导带"上去。接着在很短的时间内，该电子又从"导带"退激到"价带"上，能量以光的形式发射出来，此即为无机晶体的闪烁发光过程。很纯的无机晶体对本身发射的光子有共振吸收现象，这是因为退激时放出的光子能量恰好能使晶体内其他原子激发，且放出的光子能量大于可见光。为了提高退激过程中发射可见光的概率及避免光子被晶体本身吸收，常在无机闪烁体中加入少量"杂质"。

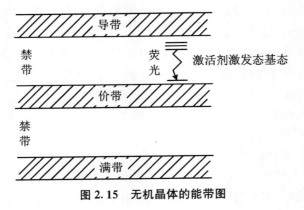

图2.15　无机晶体的能带图

　　如图 2.15 中称为激活剂的"杂质"在禁带内可形成一些孤立能级。被激发的电子通过这些孤立能级退激时(电子首先退激到杂质的激发态,然后再退激到价带上),所发射的光子能量小于禁带宽度,因而发射的光子不易被晶体本身吸收。通过选择合适的"杂质",可使发光光谱处于可见光范围,并能与光电倍增管光谱响应匹配良好。

　　② 无机晶体的特点:因为含有高原子序数的元素,无论是对带电粒子,还是对 γ 射线,无机闪烁探测器都有大的电离损失、高的探测效率和发光效率,及较好的能量正比关系。所以无机闪烁探测器具有较好的能量分辨率、线性响应及对 γ 射线和带电粒子较好的探测效率。但无机闪烁体发光衰减时间一般在 $10^{-7} \sim 10^{-6}$ s,比有机闪烁体差。

　　③ NaI(Tl)晶体:NaI(Tl)闪烁探测器在医学和生物中应用非常广泛。NaI 晶体是透明的单晶,有纯的和铊激活两种。纯 NaI 晶体只有在液氮温度下才是闪烁体。在室温下需要在纯 NaI 中加入少量铊(Tl)才能成为闪烁体。NaI(Tl)单晶中的铊含量为 $0.1 \sim 0.4$ mol% 时,发光效率最高,可达到 12%,相对蒽晶体为 230%(表 2.1)。由于 NaI(Tl)具有较高的密度($\rho = 3.67$ g/cm^3),含有高原子序数的碘,所以是很好的吸收体,对穿透力强的辐射(如 γ 射线、X 射线等)有很高的探测效率;又因它对自身产生的闪烁发射是透明的,且 NaI(Tl)探测器提供的输出信号与晶体辐射能量的吸收是成比例的,所以有很好的能量分辨率,可以用来做能量选择性计数。NaI(Tl)单晶能制作成相对较大体积的晶体,并且可以做成各种形状,最常见的有圆柱形、井形、环形等。

　　NaI(Tl)单晶的主要缺点是:在空气中易潮解,使晶体表面发黄变质,从而削弱了光的传输或导致完全不能使用。所以 NaI(Tl)晶体需要密封在密闭的盒子里。另外,NaI(Tl)晶体在机械力和热应力(如快速的温度变化)下非常易碎,所以使用时注意不要剧烈振动和冲击。

　　(2) 有机闪烁体

　　有机闪烁体大多是属于芳香族的环状碳氢化合物,对 β 粒子散射较小,故适用于对 β 射线的测量。各种有机闪烁体的发光机制比无机闪烁体复杂得多,也更不清楚,多数解释仅是实验上的结果。有机闪烁体按其物态主要可分为三大类:固体(有机晶体)、固溶体(塑料闪烁体)和液体(液体闪烁体,将单独介绍)。

　　① 有机晶体:有机晶体分子间结合松散,发光过程主要基于单个分子的激发和跃迁,其发光机制如图 2.16 所示。曲线 Ⅰ 为有机晶体分子处于基态的势能曲线,曲线 Ⅱ 为有机晶体处于激发态的势能

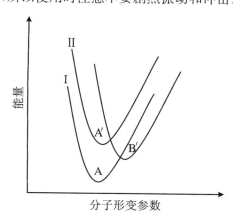

图 2.16　有机闪烁体的发光原理

曲线。当射线与有机晶体作用时,晶体分子由基态平衡位置 A 垂直跃迁到 A′,此时有机分子处于激发态,接着由 A′ 状态通过无辐射的振动能级跃迁到分子激发态的最低振动能级(即平衡位置)B′,跃迁能量以热能形式放出,然后分子再回到基态 A。表 2.2 列出了一些常用有机闪烁晶体的性能。实际制作的晶体性能差别较大,甚至可能与表中列出的相差一倍。

　　目前应用较多的是蒽和芘晶体。蒽晶体在有机闪烁体中有最大的发光效率,约为 5%,但不到 NaI(Tl)的一半。从对不同粒子产生的脉冲高度(光输出)与入射粒子能量的关系来看,蒽晶体对电子的线性响应最好,而对重粒子只有在能量较高时才呈线性关系。由于蒽是

纯晶体,所以性能较为稳定,故经常用其作为标准闪烁体,以确定其他闪烁体的发光效率。蒽晶体价格较贵,又不易制成大晶体,这限制了它的使用。蒽需注意避光保存,避免温度剧烈变化,避免振动和碰撞。芪晶体的光输出只是蒽的 0.6 倍,但它的发光衰减时间短,且容易制备和纯化,也常用作标准闪烁体,但它更易破碎。

表 2.2 有机晶体的性能

闪烁体	密度 (g/cm³)	折射系数 n	发射光谱主峰位(Å)	发光效率 (相对于蒽)	发光衰减时间 τ(ns) 快成分	慢成分	主要用途及特点
蒽 $C_{14}H_{10}$	1.25	1.59	4 450	1.0	30	370	可以做成各种形状和尺寸,在空气和光中会慢慢变质
芪 $C_{14}H_{12}$	1.164	1.62	4 100	0.60	6.4	370	易制备,但脆弱易碎,对热和冲击灵敏
联四苯 $C_{24}H_{18}$	1.206	—	4 400	0.88	4.5	350	热和化学稳定性好,只有小晶体
二苯乙炔 $C_{14}H_{10}$	1.18	—	3 900	0.45	5.4		可以做成大尺寸,但不耐高温
联三苯 $C_{18}H_{14}$	1.234	—	4 150	0.40	4.5	350	—

② 塑料闪烁体:塑料闪烁体是有机固溶体,包括溶剂、第一溶质和第二溶质 3 种成分,与液体闪烁体的组成基本相同,只是溶剂的物态不同,一个为固态,一个为液态。因此它们的发光机制和能量传递过程也基本相同。常用的塑料闪烁体及其特性见表 2.3。塑料闪烁体的发光机制将与液体闪烁体一并介绍。

表 2.3 塑料闪烁体的性能

溶 剂	第一溶质	第二溶质	发射光谱主峰位(Å)	发光效率 (相对蒽)	发光衰减时间 τ(ns)
聚苯乙烯	对联三苯	POPOP	4 440	0.51	2
	TPB	—	4 450	0.38	4.6
聚乙烯基甲苯	对联三苯		4 340	—	3.3
	对联三苯	POPOP	4 230	0.65	2.4
	对联三苯	DPS	4 060	0.68	1.8
	PBD			0.45	1.5
		BBO		0.52	—
		DPS		0.54	

2. 光电倍增管

光电倍增管是闪烁探测器中的一种非常重要的电真空器件,它的作用是,将闪烁体发出的微弱光转变成为电子,然后经过多次倍增变成一个可记录的电脉冲讯号并提供给记录系统记录。图 2.17 所示的是光电倍增管的基本原理图。

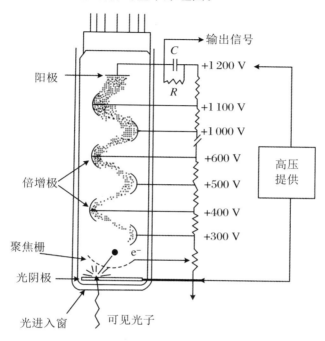

图 2.17　光电倍增管的基本原理图

（基于 Sorenson,Phelps,1987,ch.4）

注:省略了 3 个倍增极

光电倍增管主要由光阴极、倍增极和阳极三部分组成。光电转换由光阴极实现,当光子作用在光阴极上时,产生光电效应,打出光电子。因此光阴极需用光电效应效率高,光电子逸出功小的特殊材料制作(例如,双碱阴极 K_2CsSb 和三碱阴极 $KNaCsSb$)。一般光电转换效率是每 10 个光子撞击光阴极产生 3 个光电子。倍增极是由 9~12 个电极组成,相对光阴极维持一个正电压(一般为 200~400 V),这样能吸引电子飞向倍增极。在光阴极和倍增极之间有一个聚焦栅,引导光电子打向倍增极。电子的倍增就是由这一系列倍增极来完成的,当一个电子打到倍增极上时就会有 3~6 个电子被发射出来。倍增极也需用电子逸出功较小的材料制作(例如,把 K_2CsSb 或 $CsSb$ 蒸发在镍片上),后一个倍增极的电压比前一个高50~150 V,电子在倍增极上不断倍增,最后经多级放大的电子流被阳极收集。因此阳极是收集电子给出输出讯号的电极。阳极输出的电脉冲幅度与作用在光阴极上光信号强度成正比,也与射线在闪烁体中能量沉积数量成正比。阳极一般做成网状,要用电子脱出功比较大的材料制作(如镍、钨等)。

光电倍增管被密封在真空玻璃管中。电子束从一个倍增极到下一个倍增极的聚焦可能受到外界磁场的影响,所以为了屏蔽磁场,常用导磁材料将光电倍增管包裹起来(图 2.18)。细网型光电倍增管的结构有封闭的精密组合网状倍增极,具有极强的抗磁性。光电倍增管有各种不同的尺寸,在生物和医学中使用的光电倍增管的直径多在 2.5～7.5 cm 之间。

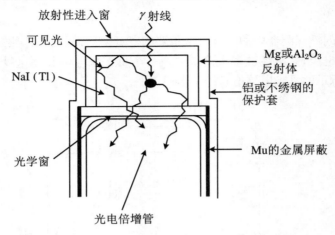

图 2.18　NaI(Tl)晶体和光电倍增管的布置图

闪烁体在射线作用下发射的光是各向同性的。为了把光有效地收集到光阴极上,减少闪烁光子在闪烁体与光阴极界面上的全反射损失,需在界面上涂光耦合剂(如:硅胶、真空脂等)。如图 2.19 所示,闪烁体和光电倍增管之间存在空气,闪烁体NaI(Tl)是光密物质,其折射系数 $n_2 = 1.77$,空气是光疏物质,其折射系数 $n_1 = 1$,当光从 NaI(Tl)闪烁体进入空气,入射角大于临界角 $\theta_0 = 33.4°$时,就会发生全反射。为了减少全反射,在NaI(Tl)闪烁体和光电倍增管之间应涂光耦合剂,增大光全反射临界角,如在界面上涂上硅油,硅油的折射系数为1.41,则临界角 θ_0 增大到53°,这样就减少了全反射引起的损失,提高了光收集效率。

在有些情况下,如光电倍增管的光阴极面积小于闪烁晶体的面积,或需在强电磁场中探测等,此时闪烁体与光电倍增管不能直接耦合(图 2.20)。此时,在闪烁体和光电倍增管之间需加用折射系数较大的导光媒质(如有机玻璃等)制成光导作为中间过渡。

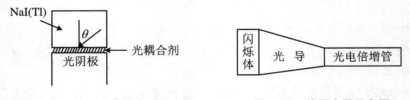

图 2.19　使用光电耦合剂示意图　　　**图 2.20　使用光导示意图**

2.2.3　液体闪烁(LS)探测器

制备液体闪烁体和塑料闪烁体时,不仅对溶剂和溶质的纯度要求很高,而且要对溶液进行去气处理,如用氮气驱除溶液中的氧气,因为溶液内如果有杂质或氧气将会使闪烁体的发光效率大大降低。塑料闪烁体在聚合前要进行去气处理,液体闪烁体去气后密封在闪烁瓶中使用。液体闪烁探测器主要用于对非常低能量的粒子进行探测。现代液体闪烁计数装置多采用双道复合结构(图 2.21),闪烁体溶解在溶剂中,并且把放射性样品加到液体闪烁液中,因此,液体闪烁探测器避免了固体闪烁探测器难以避免的放射性自吸收问题,也大大提高了探测效率。

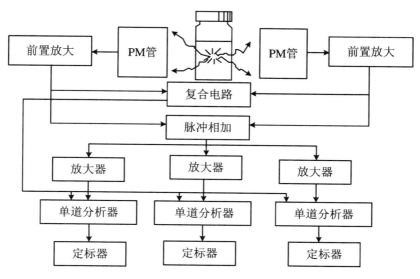

图 2.21　液体闪烁探测器的基本组成

1. 液体闪烁体的成分组成

（1）溶剂

闪烁液中 99% 以上是有机溶剂。溶剂的主要作用是溶解闪烁液中的溶质和放射性样品，吸收放射性样品的辐射能传递给第一溶质。常使用的溶剂有甲苯、二氧杂环乙烷和二甲苯等。

（2）溶质

① 第一溶质:闪烁体中有 0.3%～1% 是第一溶质(也称为主溶质)。第一溶质的主要作用是吸收溶剂传递的能量并且发射光,通常它的发射是在紫外或者接近可见光谱范围。

常用的第一溶质如下:

TP

对联三苯

PPO

2,5-二苯基氧氮杂茂

PBD

2-苯基-5(4′-二苯基)-1,3,4-氧二氮杂茂

B-PBD　$(CH_3)_3$—C

2-(4′-叔丁基苯)-5-(4″-联苯基)-1,3,4-噁二唑

BBOT

2.5-双(5′-叔丁基-2′苯并噁唑)噻吩

② 第二溶质:闪烁体中有 0.01%～0.05% 是第二溶质。第二溶质的主要作用是当第一溶质发射的光不能与光电倍增管的特征吸收光谱相匹配时,吸收第一溶质的辐射光,并发射较长波长的光与光电倍增管匹配。所以第二溶质也被称为波长转移剂。

常用的第二溶质如下:

POPOP

1,4-双-2-(5-苯基噁唑基)-苯

DMPOPOP

1,4-双-2-(4-甲-苯基噁唑基)-苯

双-MSB

对-双-(邻-甲基苯乙烯基)-苯

③ 添加剂:如果需要,可在闪烁体中加入一定量的添加剂,亦称为第二溶剂。添加剂的主要作用是改善溶剂的溶解度,增加光传递效率和分散样品及提高闪烁体的猝灭耐受性。萘是闪烁液中常用的一种添加剂,一般在闪烁液中可提高能量传递效率,又能提高猝灭耐受性。对于某些探测效率较低的溶剂和猝灭耐受性较差的溶质,萘的上述作用尤为突出。但萘和联三苯(第一溶质)合用反而使探测效率降低。乙醇、甲醇等添加剂虽能改善甲苯等溶剂的水溶能力,但它们都有猝灭作用,故用量不宜过多。因此若在实验中需要使用添加剂,则必须根据溶剂和溶质的性质及能量传递的情况而定。

一些常用的液体闪烁体的性能被列在表 2.4 中,常用液体闪烁液配方见表 2.5。在液体闪烁测量中,样品溶解或悬浮在闪烁液中,故样品需进行特殊的制备,样品的制备问题在本节第 4 条中叙述。样品与闪烁体接触密切,几何条件接近于 4π,这大大提高了探测效率,所以液体闪烁测量非常广泛地用于对 ^{3}H、^{14}C 的测量,也可用于对其他低能射线的测量。但由于液体闪烁体都是由低密度、低原子序数的物质组成的,所以对中能的 γ 射线和 X 射线的光输出效率仅是 NaI(Tl) 晶体的 1/3。因此目前液体闪烁探测器主要用作对低能 β 射线的测量。

表 2.4　液体闪烁体的性能

分类	简　称	性　状	溶解度(g/L)			最佳浓度(g/L)	最强发射波长(nm)	与光电倍增管的匹配状况	
			在甲苯中		在二甲苯中			双碱管	锑–铯管
			0 ℃	20 ℃	20 ℃				
第一溶质	TP	白色结晶	4	8.6	6.0	8	344	好	好
	PPO	白色结晶	238	414	395	4～7	365	好	很好
	PBD	白色结晶	10	21	18	8～20	365	很好	很好
	B-PBD	白色结晶	57	119	77	6～20	365	很好	很好
	BBOT	黄绿色	—	58.8	—	4～16	435	差	差
第二溶质	POPOP	黄或黄绿色	1.5	2.2	1.4	0.1～0.6	415	差	好
	MD-POPOP	黄色	2.0	3.9	2.6	0.1～0.6	430	差	差*
	Bis-MSB	黄绿色	—	—	—	0.5～1.5	416	—	—

＊ 与三碱光电倍增管匹配得很好。

表 2.5　常用液体闪烁液配方

		溶剂(mL)	添加剂	第一溶质(g/L)	第二溶质(g/L)
适用于不含水样品		甲苯(1 000)	—	PPO(5.0)	POPOP(0.1)
		二甲苯(1 000)	—	PPO(4.0)	POPOP(0.05)
适用于¹⁴CO₂		甲苯(1 000)(在每15 mL的溶液里,加1 mL,1 N溶在甲醇中的 hydroxide of hyamine)	—	PPO(4.0)	POPOP(0.05)
适用于含水样品	含水小于3%	甲苯(500)	乙醇(500 mL)	PPO(4.0)	POPOP(0.01)
	含水小于20%	二氧六环(880)	乙烯基乙二醇(20 mL)甲醇(100 mL)萘(60 g)	PPO(4.0)	DMPOPOP(0.02)

2. 液体闪烁测量中的猝灭因素

在所有的液体闪烁测量中都会遇到猝灭问题。在如上所述的射线能量每一次传递过程中,都有能量损失,见图 2.22(与 G-M 计数管中的猝灭不同,不要混淆)。液闪的猝灭类型主要有以下三种:

(1) 化学猝灭

一些非荧光物质与荧光物质竞争吸收溶剂发射的光能,导致光输出减少。溶解的氧是最棘手的化学猝灭原因之一。

（2）颜色猝灭

一些有颜色的物质能够吸收第一和第二溶质发射出的光能,导致光输出减少。烟雾和脏的容器也可引起颜色猎猝灭。

（3）稀释猝灭

加入的样品体积过大,导致第一和第二溶质浓度降低,最终使光输出减少。

通常我们可以采用各种方法来减少猝灭的影响。例如,我们用超声波或通入氮气的方法去除溶解氧,用过氧化氢进行漂白等。但是由于样品成分复杂,要想完全消除猝灭现象是不可能的,且不同样品的猝灭程度也是不可预知的。猝灭导致的光输出减少在低能光传递过程中占有相当的份额。为了消除猝灭给液体闪烁测量带来的影响,在液体闪烁测量中需要对猝灭进行校正。校正方法在本节第5条中讨论。

3. 闪烁液中能量转换及传递过程

在闪烁液中放射性样品主要被溶剂所包围,样品衰变所释放出的核射线有99%以上的能量首先被溶剂分子吸收,偶尔也可被溶质直接吸收(图2.22)。

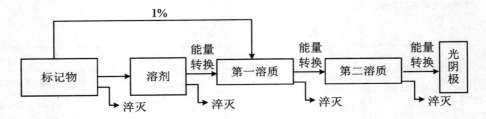

图2.22　液体闪烁液中能量传递过程

被激发的溶剂分子很快退激回到基态,同时将释放出的能量传递给第一溶质。被激发的溶质也是以释放光子的形式将能量释放出来,每种溶质都有各自的发射光谱和平均波长,光电倍增管也有自己最有效的吸收光谱。所以只有当溶质释放的光子光谱与光电倍增管光阴极的吸收光谱相匹配时,才能在光阴极上发生光电效应打出光电子。若两者不甚匹配,则可以加入波长转移剂(第二溶质),以吸收第一溶质的激发能,并发射出与光电倍增管光阴极相匹配的特征光谱,波长一般在420～480 nm。光阴极上打出的光电子经倍增极倍增放大,最后大量电子到达阳极。阳极吸收这些次级电子而使自己电位降低,产生一个负电压脉冲。

4. 液体闪烁测量样品的制备

一般来说,放射性测量对样品制备的要求不高。相比之下液体闪烁测量,由于样品存于闪烁液中,且多是低能、低强度的,因此,为了提高测量效率及测量结果的稳定性,需根据样品的测量形式进行一定的处理。液体闪烁样品测量形式可分为均相测量和非均相测量两大类。

（1）均相测量

均相测量是指样品在闪烁液中以真溶液的形式被测定。如果样品被加工处理后是脂溶性的,就可直接加入到闪烁液中测量,这是最简单的均相测量。如果样品是水溶性的,则需根据样品含水量和溶解度等情况,采取相应的方法,如对于含水量小的样品可以采用添加助溶剂的办法,增加水和甲苯、二甲苯为溶剂的闪烁液的互溶性,一般助溶剂是醇类化合物,如甲醇、乙醇、乙二醇乙醚等。对于含水量大的样品一般可使用二氧六环作为溶剂,具体配方见表2.5。在采用二氧六环作为溶剂时,应注意该溶剂有易氧化、凝固点高的缺点。如果水溶性样品量大,且较难溶解,直接加入闪烁液可导致沉淀或分相,这时若仍希望进行均相测量,则需采用一些辅助措施,使用一些特殊溶剂,例如二甲砜:乙醇:甲苯以 1:4:5 的体积比配制的闪烁液,它可溶解多肽类激素、糖类和相当量的血浆;2-乙基正己酸可与鸟嘌呤和腺嘌呤等形成可溶于甲苯的复合物;甲苯常被用作闪烁液的溶剂,也可将不易溶解的大分子化合物先用消化法水解后,再做成均相样品。

(2) 非均相测量

非均相测量是样品无法制备成均相样品即这些样品难溶于闪烁液,不能形成真溶液,而只能制备成乳浊液、悬浮液和固相法进行的测量。

① 乳浊液测量法:可用乳化剂使含水样品与闪烁液形成稳定的乳状液进行测量。常用的乳化剂 TritonX 100 属于聚氧乙烯类非离子表面活性剂,室温下为无色、无臭、透明黏稠液。它的化学式中一端为亲水端,可吸引水和其他极性分子;另一端为疏水端,可吸引甲苯等非极性分子,故有乳化作用。

TritonX 100:甲苯:水按不同比例可组成清液、半透明液和乳白液,它们都相当稳定,溶水量可达30%～40%,且猝灭作用小,效率高,缺点是在碱性溶液中有时可导致化学发光。

TritonX 100 的化学式如下:

$$CH_3-\underset{\underset{CH_3}{|}}{\overset{\overset{CH_3}{|}}{C}}-\underset{\underset{H}{|}}{\overset{\overset{H}{|}}{C}}-\underset{\underset{CH_3}{|}}{\overset{\overset{CH_3}{|}}{C}}-\bigcirc-(OCH_2-CH_2)_{10}-OH$$

疏水端　　　　　　　　　　　亲水端

其他活性剂还有 TritonX 114 和 TritonX 101。

② 悬浮液测量:悬浮不易溶于闪烁液的样品,用凝胶剂制成一定大小的微粒,使其悬浮于闪烁液中形成均匀稳定的悬浮液进行测量。所用的凝胶剂有硬脂酸铝、细颗粒硅胶等。这种方法不宜用于^3H 的测量,因为悬浮颗粒对^3H 发射的β射线有严重的自吸收现象。

③ 固相法:某些不溶于闪烁液的固体样品可均匀铺在滤纸或微孔膜上,干后直接浸入闪烁液中进行测量。

这种方法操作简便、成本低廉、样品可保存、闪烁液可重复使用,但存在着局部猝灭、自吸收和受测量的几何位置影响等问题。

5. 液闪测量中的猝灭校正方法

在液闪测量中,猝灭是影响计数效率的主要因素,猝灭校正就是对液体闪烁探测器进行计数效率的刻度,常用的猝灭校正方法有以下三种:

(1) 内标准源法

样品计数效率可用外加的标准源来确定。标准源必须与样品核素相同,其放射性强度已知且是非猝灭的。具体操作步骤是:先对样品进行计数,确定计数率(C_1);加入一定量已知活度的标准源,并计数确定计数率(C_2);由 C_2 减 C_1,除以标准源的活度(D),再乘以 100,即为计数效率 E:

$$E = \frac{(C_2 - C_1)}{D} \times 100 \qquad (2.3)$$

内标准源法是测定计数效率的经典方法,是可达到准确度最高且是争论最少的校准方法。但是缺点是需要附加测量时间,污染样品以致不能重复测量,极少量的标准源的移取容易引起误差。常用的内标准源有^3H和^{14}C标记的甲苯和正十六烷等。

(2) 样品道比法

样品道比法所依据的原理是:当样品中存在猝灭时,β谱的平均脉冲高度会降低,并且整个能谱会朝着低能的方向移动(图2.23(a)),从而引起β谱在给定的两个道内(如:A道和B道)计数率和两个道的计数率比值都发生变化(图2.23(b)),此比值称为道比值。移动的距离与谱面积缩小的程度取决于猝灭程度的大小,且在道宽选择合适的情况下,道比值的大小与猝灭程度的大小或与仪器的探测效率有线性关系(图2.24)。

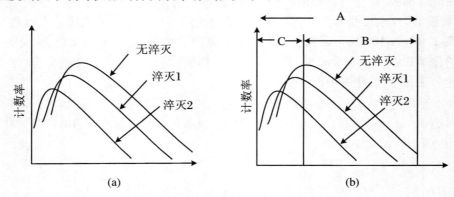

图2.23 猝灭对β谱的影响

用样品道比法进行猝灭校正的方法是:首先配制一组(一般7~9个)放射性活度(DPM)已知并相等,但猝灭程度不同的一系列标准样品,在液体闪烁体探测器中测出这些样品在两道中(A、B)的计数(次/分),从而得到每个样品的道比值,同时通过所测得的计数率和已知活度又可算出不同猝灭程度下仪器的探测效率(E):

$$E = \frac{样品的计数 - 本底计数}{样品的衰变数} \qquad (2.4)$$

以样品道比值为横坐标,以探测效率为纵坐标可作出一条关系曲线,如果两个道选取合理,得到的是一条直线或光滑的曲线,见图2.24。当我们对未知样品进行测量时,可以从探测器中获得该未知样品在两道中的计数率及道比值,通过道比值可在标准曲线上查出未知样品猝灭情况下仪器的探测效率,于是即可算出该未知样品的放射性活度。

样品道比法使用方便,是目前国内常用的校正方法。

(3) 外标准源道比法

外标准源道比法是利用一个足够强的γ射线源(一般为^{137}Cs、^{226}Ra源),即将外标准源放在样品瓶旁,与样品瓶及闪烁液相互作用产生康普顿电子,这些电子的行为与样品中的β粒子一样,闪烁液中任何猝灭都对它产生成比例的猝灭。因此按类似于样品道比法的操作步骤,也可建立起道比值与猝灭程度的关系,从而确定样品的探测效率。

外标准源道比法的主要优点是:有很高的外标准计数率,测量时间短,不污染样品,便于仪器自动化;它的不足之处在于只宜用于均相测量。

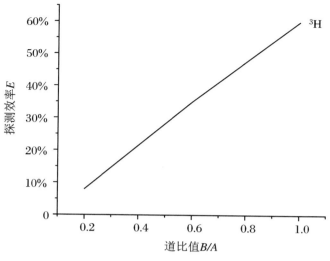

图 2.24　猝灭校正标准曲线

2.3　半导体探测器

半导体探测器是以半导体材料为探测介质的辐射探测器。最常用的半导体材料是锗和硅,其基本原理与气体电离室相类似,实际上可将它看作一种固体电离室。半导体的密度比气体高 2 000～5 000 倍(表 2.6),因此半导体探测器对射线的阻止本领更大,对 X 射线和 γ射线有更高的探测效率。

表 2.6　一些半导体材料的特性

	Si(Li)	Ge(Li)或 Ge	空气
密度(g/cm³)	2.33	5.36	0.001 297
原子序数	14	32	～7.6
能量*(eV)	3.5	2.94	33.7

*　每一个电子空穴对的产生或每次电离所需的平均能量。

通常半导体探测器是电的不良导体,与气体电离探测器类似,只有当入射粒子进入半导体探测器的灵敏区时,才产生大量电子-空穴对。在电场作用下,电荷载流子向两极做漂移运动,收集电极上会感应出电荷,从而在外电路形成信号脉冲。导体和绝缘体都不适于用作探测器材料。因为导体在没有入射粒子的情况下也可传导大量的电流;绝缘体即使在有入射粒子的情况下,由于极化效应使得电子空穴在绝缘体内部被俘获中心俘获,导致没有正常的电荷流动。因此,半导体探测器也叫固体电离室。

最通用的半导体材料是锗(Ge)和硅(Si),它们的一些特点已列在表 2.6 中。射线在半导体中产生一次电离作用平均消耗辐射能约 3 eV,而在气体(空气)需要消耗约 34 eV。所以半导体探测器不仅是更有效的辐射吸收体,而且产生的电信号(每单位辐射能量吸收)比气体电离探测器大 10 倍,从而大大提高了半导体探测器能量分辨能力。

尽管半导体探测器在能量分辨率、输出脉冲幅度和射线能量的线性关系等方面存在优点,但它仍存在一些问题,使得它在生物和医学应用中受到限制。

首先,在室温下,Si 和 Ge(尤其 Ge)会产生热诱导电流,产生的"噪声电流"会干扰由射线产生的电流的探测。所以 Si 探测器经常在低温下工作,而 Ge 探测器必须在低温下工作;其次,即使相当纯的半导体(如 Si 和 Ge),其杂质也远大于室温下的本征电子空穴浓度。杂质对 Si 和 Ge 原子有规律的晶体矩阵排列有干扰,这些干扰使得电子和空穴在到达电极前可能符合和被俘获,结果导致电信号数量减少。

解决半导体不纯带来的问题有两个途径:一是提高半导体单晶的纯度,现在已获得高纯 Ge,但价格昂贵,纯晶体尺寸被限制在直径 5 cm,厚 1 cm,高纯 Ge 探测器也称为本征 Ge 探测器。二是使用各种补偿杂质的技术,也就是在半导体中(如 Si 和 Ge)增加一些新的杂质来补偿一些不希望的杂质,锂(Li)是最普遍使用的掺杂材料,这类探测器称为锂漂流探测器,或 Si(Li)、Ge(Li)探测器。但制备 Si(Li)和 Ge(Li)晶体的过程费时、费钱,Si(Li)晶体的直径约几个厘米,厚度约 1 cm;Ge(Li)直径和厚度都约 5 cm。

在 Ge 晶体中,锂离子在常温下仍具有相当高的迁移率,因此,Ge(Li)探测器必须在低温下使用和保存(通常为液氮温度,−196 ℃)。Ge(Li)探测器在室温下放置约 1 h 就可能被毁坏。在 Si 晶体中,锂离子常温下的迁移率不高,所以 Si(Li)探测器可在室温下保存和使用。在液氮温度下,Si(Li)探测器的工作噪声显著减小,能量分辨率也得到改善。图 2.25 所示为 Ge(Li)探测器使用的低温真空装置。

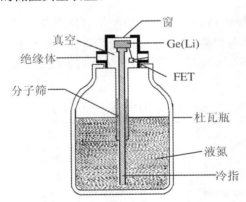

图 2.25 Ge(Li)探测器低温真空装置图
(基于《核化学及核技术应用》)

2.4 放射性探测器中使用的电子仪器

在生物和核医学中使用的放射性探测器多数是以"脉冲方式"工作的。即它们通过产生电荷脉冲或电流脉冲被计数来确定所探测到的放射性事件数量。另外,能量敏感探测器可通过分析脉冲幅度来确定所探测到的每一个放射性事件的能量,并可选择一个窄的能量范围记录,过滤掉那些不感兴趣的能量,例如本底放射性和散射放射性等。

图 2.26 为核辐射测量装置的基本组成方框图。前两节介绍了气体探测器、闪烁探测器和半导体探测器。这些不同类型的探测器主要的不同在于选择的吸收和转移辐射能的材料不同,即探头部分有很大的不同,而电子线路部分则大同小异。在这一节里我们将介绍这些电子仪器在探测器中的基本原理。

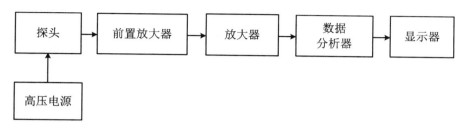

图 2.26　放射性测量系统电子元件示图

2.4.1　前置放大器

表 2.7 总结了用于生物和核医学中的探测器脉冲输出特点,一般从探头输出的电脉冲信号幅度相对小,表中所列的所有探测器都有一个相对高的输出阻抗。在处理电信号时,电子元件之间阻抗的匹配是很重要的。前置放大器起匹配作用,其输入阻抗高(不小于 10 kΩ),输出阻抗低(几十欧姆以下),并且前置放大器直接与探测器探头连接,对探头输出信号予以成形并进行预放大。所以前置放大器的作用主要有三方面:

① 放大作用;

② 在探头和后来的电子元件之间实现阻抗匹配;

③ 为后续的元件提供优化过的整形信号脉冲。

图 2.27 显示的是一个典型的前置放大器的简化图,符号 ▷ 为信号放大元件,电阻器(R)和电容器(C)提供脉冲成形。探头的输出信号是一个典型的尖锐上升的电流脉冲,脉冲持续时间相对短($\leqslant 1~\mu s$,除 G-M 计数器外)。电荷 Q 储存在电容 C 的电容器上,产生一个电压 $V = Q/C$,输入到放大元件。

表 2.7　不同放射性探测器的信号输出和脉冲持续时间

探　头	信号幅度(V)	脉冲持续时间(μs)
碘化钠探头	0.5~2	0.25*
液体闪烁探头	0.05~0.2	10^{-2}*
塑料闪烁探头	0.5~0.2	10^{-3}*
半导体探头	10^{-3}	10^{-1}~1
G-M 计数器	0.5~10	50~300

*　平均衰变时间(数据来源于 physics in nuclear medicine)。

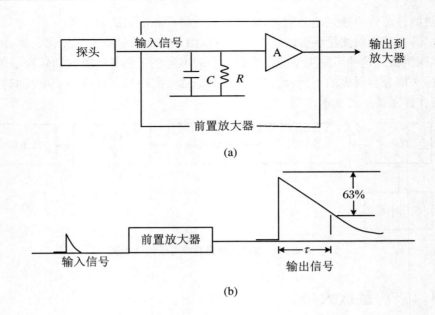

(a)

(b)

图 2.27　(a) 放射性计数系统前置放大器图示；(b)前置放大器输入和输出脉冲信号

2.4.2　放大器

在核计数仪器中的放大器有两个主要的作用：

① 放大来自前置放大器的仍然相对小的脉冲（通常是毫伏量级），使之有足够的脉冲幅度（伏量级）驱动辅助的仪器设备（如脉冲高度分析器、定标器等）；

② 将前置放大器的慢衰减脉冲整形为窄脉冲，避免高计数率时的脉冲堆积（图 2.28），提高信噪比。

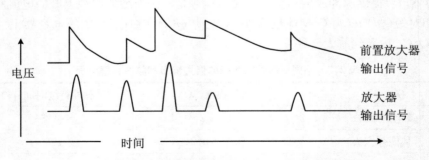

图 2.28　辐射计数系统中前置放大器和放大器的脉冲信号

（上图：相对长的前置放大器时间常数，导致脉冲信号叠加；下图：放大器输出脉冲，脉冲缩短和分离）

2.4.3　脉冲高度分析器

脉冲高度分析器是一种电子学的选择器。对于能量分辨率好的探测器（例如 NaI(Tl) 和半导体探测器等），放大器输出的电压脉冲幅度与辐射能是成比例的。因此，通过检测放大器输出的振幅可以确定所探测的辐射能,只选择那些在一定幅度范围以内的脉冲计数,而将范围以外的脉冲甄别掉的装置称为脉冲高度分析器(pulse-height analyzer,PHA)。脉冲高度分析器由上、下甄别器和反符合电路组成。分析器只允许幅度限于上、下甄别阈之间(也称为"道")的脉冲通过(图 2.29)。只有一个道的称为单道分析器(Single-Channel Analyzer,SCA),能够同时在两个以上道内进行测量的装置称为多道分析器(Multichannel Analyzer,MCA)。

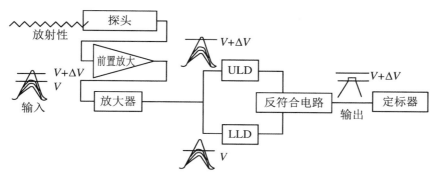

图 2.29　单道脉冲高度分析器工作原理

　　一个 SCA 有 3 个基本的电路元件(图 2.29):一个下甄别器(LLD)、一个上甄别器(ULD)和一个反符合电路。为了计数,LLD 设了一个门槛,高于此门槛的电压振幅(V)可以通过,ULD 设定了一个电压上限($V + \Delta V$),两个甄别器之间的间隔称为"道",它们之间的电压差为 ΔV,称为"道宽"。LLD 和 ULD 只输出高于它们阈值的电压脉冲信号到反符合电路,而反符合电路只输出高于 LLD,低于 ULD 的电压脉冲信号,所以从 SCA 输出的电压振幅在 V 和 $V + \Delta V$ 之间。SCA 输出的所有脉冲信号有着相同的振幅和形状(典型的 4 V 振幅,1 μs 持续时间),所以它们的振幅中不再反映辐射能大小的信息。

　　在放射性测量中,有时需要同时记录多个电压脉冲信号,解决的办法就是使用多道分析器(MCA)。MCA 的核心是一个模拟数字转换器(ADC),通常电压脉冲振幅在 0~10 V 之间,被 ADC 分割成有限数量的小间隔,每一个小间隔就是一个"道"。MCA 的"道"可以从几"道"到上万"道",例如在 1 000 道的分析器中,ADC 将 0~10 V 的振幅范围分割成 1 000 道,每一个"道"的"道宽"为 0.01 V。最后,在测量时间内每一个道的计数将在一个显示装置上给出。

2.4.4　定标器

　　定标器是将单道脉冲高度分析器输出的矩形脉冲信号进行二进制计数,并转换成十进制计数,在给定的时间内累计、显示,由脉冲高度分析器输出的信号。目前多数探测器已经由计算机代替定标器,这对测量数据的编辑、处理、绘图带来了很大的方便。

2.5　放射性样品的测量

　　根据研究的需要,对放射性样品测量大致有 3 个目的:需要获得待测放射性样品的活度的定量测量、需要了解待测放射性样品所含放射性核素性质和种类的定性测量以及需要知道代谢或其他应用过程中最终放射性核素所在位置的定位测量。

2.5.1　影响样品测量的因素

仪器的探测效率和仪器对计数率的限制往往会使得辐射测量的数据丢失和失真,导致测量结果不正确。尽管不同的测量样品和仪器的影响因素不尽相同,但也有很多相同之处。下面对主要的影响因素进行讨论。

1. 吸收和散射

放射源本身或源材料对射线的吸收和散射对活体研究尤其重要,因为,此时放射源通常存在于研究对象体内较深的地方。

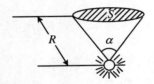

图 2.30　探测器的入射面积与立体角 α
（基于《肿瘤核医学》）

2. 几何效率

放射源发射的射线是各向同性和各方向等强度的,如图 2.30 所示,以点源为例,探测器工作面积为 S,点源至 S 面的径向距离为 R,总立体角是 4π,所以进入探测器的粒子数只占点源发射总粒子数的 $S/(4\pi R^2)$,可见几何效率主要取决于探头的大小和放射源距探头的距离。

3. 探测器固有效率

探测器固有效率(ε)是指进入探测器灵敏体积的一个入射粒子产生一个输出脉冲信号的概率:

$$\varepsilon = \frac{\text{进入探测器的射线与探测器相互作用的数量}}{\text{射线进入探测器的数量}} \tag{2.5}$$

由上式可知探测器固有效率的大小与探测器的厚度、组成以及被探测的射线能量和类型有关。

4. 探测效率

理论上探测效率是指探测器输出信号被计数系统记录的效率(E)是各影响因素的乘积:

$$E = F \times g \times \varepsilon \times f \tag{2.6}$$

式中,F 是代表在放射源内或放射源与探测器之间发生的吸收和散射,g 代表探测器的几何效率,ε 代表探测器的固有效率,f 代表所有进入脉冲高度分析器窗内的输出信号。

2.5.2　探测器的测量方式

1. 定量测量

定量测量方法分为两类:绝对测量(又称直接测量)和相对测量(又称间接测量)。

　　绝对测量是利用测量装置直接测量或经过各种校正后测得样品的活度。为了提高测量的精确度,一般多采用特殊的探测器和测量技术。因为绝对测量方法大多只在计量研究部门使用,所以在此只介绍相对测量方法。

　　相对测量是将样品和标准源在相同条件下进行测量。首先通过对已知活度的标准源测量,推算出仪器的探测效率,再测量出放射性样品在单位时间(分或秒)内的计数,根据探测器的探测效率(E)计算出放射性样品在单位时间(分或秒)内的衰变数,即

$$样品的衰变数 = \frac{样品的计数 - 本底计数}{E} \tag{2.7}$$

　　我们知道,仪器的探测效率实际上是由一系列影响因素造成的。所以,在对放射性样品进行相对测量时,应注意以下几方面:

　　① 在某一研究过程中,调试好的仪器不要改动;

　　② 使用的标准源最好与样品核素相同,且活度相近;

　　③ 标准源与样品,以及样品与样品有着相同的形态和体积。

　　尽管相对测量准确性较差,但因操作简便,适宜于测量大批量样品,所以在生物和医学应用中被广泛采用。

　　定量测量多采用积分测量法,即在整个系统中只有下阈。凡是大于下阈的脉冲都有可能被定标器记录。

2. 定性测量

　　每一个放射性核素在衰变时都会发射出自己特征能量的射线。因此,探测器对辐射能的测量是对放射性核素进行分析鉴定的重要手段。探测器对能量的测量是既需有下阈,又需有上阈的测量,也称微分测量。目前测量能谱多使用多道谱仪。多道谱仪可把输入脉冲按幅度分类,分别记入相应的道址,道址相应于脉冲高度。现代多道谱仪配有数据处理系统,可进行求和、剥谱、多定标等多项操作,还可与计算机配合,进行复杂能谱的解析,完成定量分析的工作。

　　探测器的定位测量将在第 5 章中作介绍。

2.6　核计数的统计学处理

　　实验结果都具有误差,误差自始至终存在于一切科学实验的过程中。测量误差主要有系统误差、偶然误差和过失误差三种类型。统计误差是一种特殊的偶然误差,它不是来源于测量时外部的偶然因素,而是由核事件的微观过程本身的随机性所造成的。在这里我们重点介绍在核辐射计数测量应用中的统计误差。

2.6.1　核衰变的统计性

　　对一个长寿命放射性样品进行 20 次测量,当测量装置的所有设置保持不变时,测量结果如表 2.8 所示。

表 2.8   一个长寿命放射性样品重复测量数据

测量序号	计数 (2 min) N_i	$N_i - \overline{N}$	$(N_i - \overline{N})^2$	测量序号	计数 (2 min) N_i	$N_i - \overline{N}$	$(N_i - \overline{N})^2$
1	1 880	−18	324	11	1 976	78	6 084
2	1 887	−11	121	12	1 876	−22	484
3	1 915	17	289	13	1 901	3	9
4	1 815	−47	2 209	14	1 979	81	6 561
5	1 874	−24	576	15	1 836	−62	3 844
6	1 853	−45	2 025	16	1 832	−66	4 353
7	1 931	33	1 089	17	1 930	32	1 024
8	1 866	−32	1 024	18	1 917	19	361
9	1 980	82	6 724	19	1 899	1	1
10	1 893	−5	25	20	1 890	−8	64

注:数据来源于《核化学及核技术应用》

$$\text{平均值}\frac{1}{n}\sum_{i=1}^{n} N_i = 1\ 898$$

结果表明,尽管测量条件保持不变,操作谨慎细致,但每次测得的计数仍不尽相同,有的甚至差别很大,这表明了放射性计数的统计学性质。我们知道每次核衰变的发生是相互独立、彼此无关的,每个原子核发生衰变的时间纯属偶然而无法确定,但是对于大量原子核 N,经过时间 t 后,平均地说其数目将按指数规律 $e^{-\lambda t}$ 衰减,λ 为衰变常数,它与放射源的半衰期 T 之间满足公式:

$$\lambda = \frac{\ln 2}{T}$$

在 t 时间内平均衰变的原子核的数目 m 为

$$m = N(1 - e^{-\lambda t}) \tag{2.8}$$

根据上式,统计平均看,在 N 个原子核中有 n 个核发生衰变的概率为

$$p(n) = \frac{N!}{(N-n)!\,n!}(1 - e^{-\lambda t})^n (e^{-\lambda t})^{N-n} \tag{2.9}$$

这和通常我们熟悉的宏观物理量的测量不同,如测量物体的长度等,只要足够仔细是可以反复获得固定数值的。尽管放射性测量具有统计涨落现象,但统计涨落并非杂乱无章,而是遵循一定的统计分布规律的。对核衰变而言,当平均计数 $m \leqslant 10$ 时,它服从泊松分布(图 2.31);当 $m \geqslant 10$ 时,它过渡到高斯分布(图 2.32)。而在放射性测量中,m 一般远远大于10。

2.6.2   统计误差的表示及运算

1. 统计误差的表示方法

究竟用哪个测量值代表样品的活度才是合理的呢? 显然以任何一次测量值代表样品活度都不够准确,只有多次测量的平均值才有较高的准确度。严格说来,只有进行无限多次测

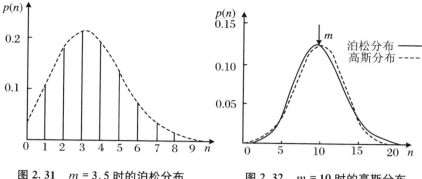

图 2.31　$m = 3.5$ 时的泊松分布　　图 2.32　$m = 10$ 时的高斯分布

量所得到的平均值才是最准确的,但是这在实际上是无法完成的,且对短半衰期的放射性样品的多次测量是没有什么意义的。因此放射性测量计数通常用一次测量值或多次测量的平均值及其标准误差来表示。常取的标准误差范围是 $\pm\sigma$,相应的置信度为 68.3%。例如:单次测量值为 N,则测量结果可写作

$$N \pm \sigma_N$$

数学上可以证明 $\sigma_N = N^{1/2}$,所以测量结果又能写成:

$$N \pm N^{1/2}$$

式中,$\pm\sigma_N$ 表示 N 的绝对误差。σ_N 值随计数 N 的增加而增大,但这并不表明,N 愈大,测量精度愈差。只有相对误差(F)才能反映测量的精确度,相对误差是 $N^{1/2}$ 与 N 之比,它表示平均每个计数可能形成的误差。相对误差(F)表示为

$$F = \pm\frac{\sigma_N}{N} = \pm\frac{N^{1/2}}{N} = \frac{1}{N^{1/2}} \times 100\% \tag{2.10}$$

可见,N 愈大,相对误差 F 就愈小,测量的精确度也就愈高,例如比较测量计数 $N_1 = 100$,$N_2 = 1\,000$ 时,它们的相对误差分别为 $F_1 = 10\%$,$F_2 = 1\%$。因此,如果需提高测量结果的精确度,可通过提高测量的总计数 N 来实现。

2. 误差的运算

在实验数据的处理中,常常需要对两个或多个独立的测量数据进行代数运算。在此情况下的演算应按照下列方法进行:

设两个独立测量值 $N_a \pm \sigma_a$ 和 $N_b \pm \sigma_b$

相加时为

$$(N_a + N_b) \pm \sqrt{\sigma_a^2 + \sigma_b^2} \tag{2.11}$$

相减时为

$$(N_a - N_b) \pm \sqrt{\sigma_a^2 + \sigma_b^2} \tag{2.12}$$

相乘时为

$$N_a N_b \pm N_a N_b \sqrt{\left(\frac{\sigma_a}{N_a}\right)^2 + \left(\frac{\sigma_b}{N_b}\right)^2} \tag{2.13}$$

相除时为

$$\frac{N_a}{N_b} \pm \frac{N_a}{N_b} \sqrt{\left(\frac{\sigma_a}{N_a}\right)^2 + \left(\frac{\sigma_b}{N_b}\right)^2} \tag{2.14}$$

2.6.3　统计分析的应用

1. 计数率、平均计数和平均计数率

需要说明的是计数率、平均计数和平均计数率中的测量时间及测量次数可以看作无误差的确定值。

（1）计数率的标准误差为

$$\sigma_n = \frac{\sigma_N}{t} = \frac{\sqrt{N}}{t} = \sqrt{\frac{n}{t}} \tag{2.15}$$

相对误差为

$$F_n = \pm \frac{\sqrt{\frac{n}{t}}}{n} = \pm \sqrt{\frac{1}{nt}} = \pm \frac{1}{\sqrt{N}} \tag{2.16}$$

（2）平均计数的标准误差为

$$\sigma_{\overline{N}} = \frac{\sigma_N}{m} = \frac{\sqrt{N}}{m} = \sqrt{\frac{\overline{N}}{m}} \tag{2.17}$$

相对误差为

$$F_{\overline{N}} = \pm \frac{\sqrt{\frac{\overline{N}}{m}}}{\overline{N}} = \pm \sqrt{\frac{1}{m\overline{N}}} = \pm \frac{1}{\sqrt{N}} \tag{2.18}$$

（3）平均计数率的标准误差为：

$$\sigma_{\overline{n}} = \frac{\sigma_N}{mt} = \frac{\sqrt{N}}{mt} = \sqrt{\frac{\overline{n}}{mt}} \tag{2.19}$$

相对误差为：

$$F_{\overline{n}} = \pm \frac{\sqrt{\frac{\overline{n}}{mt}}}{\overline{n}} = \sqrt{\frac{1}{mt\overline{n}}} = \pm \frac{1}{\sqrt{N}} \tag{2.20}$$

例 2.1　在 2 min 里测得计数是 4 900，求平均计数率（$\overline{n}$）和相对误差（$F_{\overline{n}}$）。

解

$$\overline{n} = \frac{4\ 900}{2} = 2\ 450\ (\text{min}^{-1})$$

$$\sigma_{\overline{n}} = \sqrt{\frac{\overline{n}}{mt}} = \sqrt{\frac{2\ 450}{1 \times 2}} = 35\ (\text{min}^{-1})$$

$$F_{\overline{n}} = \frac{\sqrt{\frac{\overline{n}}{mt}}}{\overline{n}} = \sqrt{\frac{1}{mt\overline{n}}} = \sqrt{\frac{1}{1 \times 2 \times 2\ 450}} = 1.43\%$$

2. 样品净计数率的计算

所有的核探测器都存在着由电噪声、宇宙射线等引起的本底计数，所以探测器测量放射性样品所得到的计数（N_c）包括放射性样品（N_s）的净计数和仪器本底（N_b）计数两部分，故样

品的净计数(N_s)为

$$N_s = N_c - N_b \tag{2.21}$$

如果,t_c和t_b分别为放射性样品和本底的测量时间,则样品的净计数率为

$$n_s = \frac{N_c}{t_c} - \frac{N_b}{t_b} = n_c - n_b \tag{2.22}$$

根据误差运算公式,净计数率的标准误差为

$$\sigma_{ns} = \sqrt{\frac{n_c}{t_c} + \frac{n_b}{t_b}} \tag{2.23}$$

相对误差为

$$F_{ns} = \frac{\sqrt{\dfrac{n_c}{t_c} + \dfrac{n_b}{t_b}}}{n_c - n_b} \tag{2.24}$$

例 2.2   在 4 min 里,探测器测得样品的总计数是 6 000,本底计数是 4 000。问:其净计数率和标准误差各是多少?

解

$$n_s = \frac{N_c}{t_c} - \frac{N_b}{t_b} = n_c - n_b$$

$$= \frac{6\,000}{4} - \frac{4\,000}{4} = 1\,500 - 1\,000 = 500\,(\mathrm{min}^{-1})$$

$$\sigma_{ns} = \sqrt{\frac{n_c}{t_c} + \frac{n_b}{t_b}} = \sqrt{\frac{1\,500}{4} + \frac{1\,000}{4}} = \sqrt{\frac{2\,500}{4}} = 25\,(\mathrm{min}^{-1})$$

所以,$n_s = (500 \pm 25)\,\mathrm{min}^{-1}$

3. 测量时间的合理分配

在给定总测量时间 T 内($T = t_c + t_b$),如何分配 t_c 和 t_b 可使测量误差最小?

因为 $T = t_c + t_b$,所以 $t_b = T - t_c$,代入式(2.23)得

$$\sigma_{ns} = \sqrt{\frac{n_c}{t_c} + \frac{n_b}{t_b}} = \sqrt{\frac{n_c}{t_c} + \frac{n_b}{T - t_c}}$$

欲使 σ_{ns} 最小,应令上式的一阶导数为零,即

$$\frac{\mathrm{d}}{\mathrm{d}t}\left[\left(\frac{n_c}{t_c} + \frac{n_b}{T - t_c}\right)^{1/2}\right] = 0$$

$$\frac{1}{2}\left(\frac{n_c}{t_c} + \frac{n_b}{T - t_c}\right)^{1/2}\left[-\frac{n_c}{t_c^2} + \frac{n_b}{(T - t_c)^2}\right] = 0$$

上式中

$$\left(\frac{n_c}{t_c} + \frac{n_b}{T - t_c}\right)^{1/2} \neq 0$$

因此

$$-\frac{n_c}{t_c^2} + \frac{n_b}{(T - t_c)^2} = 0$$

整理可得

$$\frac{t_c}{t_b} = \sqrt{\frac{n_c}{n_b}} \tag{2.25}$$

也就是说,对于给定总测量时间 T,t_c 和 t_b 按式(2.23)分配时,测得的样品净计数率误差最小。

4. 估计所需的测量时间

给定测量时间相对误差,计算满足不大于这个相对误差时所需要的最短测量时间。

将式(2.25)代入式(2.24)得

$$F_{ns} = \frac{\sqrt{\dfrac{n_c}{t_c} + \dfrac{n_b}{t_c\sqrt{\dfrac{n_b}{n_c}}}}}{n_c - n_b}, \quad F_{ns} = \frac{\sqrt{\dfrac{n_c}{t_b\sqrt{\dfrac{n_c}{n_b}}} + \dfrac{n_b}{t_b}}}{n_c - n_b}$$

整理后可得

$$t_c = \frac{n_c + \sqrt{n_c n_b}}{F_{ns}^2 (n_c - n_b)^2} \tag{2.26}$$

$$t_b = \frac{n_b + \sqrt{n_c n_b}}{F_{ns}^2 (n_c - n_b)^2} \tag{2.27}$$

5. 最小可测量量的计算

我们在从事放射性实验时,总是尽可能地使放射性强度低一些,因为这能减少放射性对身体的损害,又能节省放射性材料。但若放射性强度过低,则使误差增加。这就涉及计算在一般本底条件下,给定测量时间和误差,至少需要多少放射性量了。

将式(2.26)和式(2.27)相加得

$$T = t_c + t_b = \frac{n_c + \sqrt{n_c n_b} + n_b + \sqrt{n_c n_b}}{F_{ns}^2 (n_c - n_b)^2}$$

$$= \frac{(\sqrt{n_c} + \sqrt{n_b})^2}{F_{ns}^2 (n_c - n_b)^2}$$

$$F_{ns}^2 T = \frac{1}{(\sqrt{n_c} - \sqrt{n_b})^2} \tag{2.28}$$

例 2.3 如果某仪器的探测效率为 60%,本底不超过 40 min^{-1},实验给定的总测量时间 $T = 2\ min$,$F_{ns} \leqslant 5\%$,要达到上述要求,所需样品最小的放射量是多少?

解 已知 $E = 60\%$,$n_b = 40\ min^{-1}$,$T = 2\ min$,$F_{ns} = 0.05$,则利用式(2.28)可得

$$F_n^2 T = \frac{1}{(\sqrt{n_c} - \sqrt{n_b})^2}$$

$$(0.05)^2 \times 2 = \frac{1}{(\sqrt{n_c} - \sqrt{40})^2}$$

$$n_c = 425\ min^{-1}$$

则所需最小强度为

$$D = \frac{n_c - n_b}{E} = \frac{425 - 40}{0.6} \approx 642\ (min^{-1})$$

2.6.4 测量数据的分析

通过射线测量得到一组计数值,这组数值应服从原子核衰变的统计分布规律。但实际上数据结果可能受多种因素的影响,如探测器性能是否稳定、周围本底条件是否有变化以及在实验过程中是否存在过失误差等。对产生误差的原因如系统误差、偶然误差、过失误差等从概念上进行分析是容易的,但就一组实际测得的数据而言,这些误差常常混合起来造成一个总的效果,一般说来难以分辨各种误差因素的相对贡献,因此,需要进行测量数据的误差分析。这项误差分析工作包括:χ^2 检验、t 检验、可疑数据舍弃等一系列内容。这部分内容在此不作详细介绍,如有需要请参看相关书籍。

第 3 章　核辐射防护

曾经担任过美国橡树岭国家实验室保健物理部部长的摩根（Morgan）说过："无须害怕辐射，然而必须小心。"人类原本就总是不断地受到宇宙射线以及其他天然放射性核素（如 ^{40}K、^{3}H、^{14}C 等）照射的。人类自身对辐射损伤是有一定的修复能力的，100 多年的辐射和放射性核素的应用告诉我们，只要采取适当的防御手段和防护措施，核辐射的危险程度是可控的。

因此辐射防护的重心在于：在保护人类自身的同时，又要尽可能地利用核能。辐射防护的目的在于防止有害的非随机效应的发生，降低随机效应的发生率，以保证未来不会因为今天利用核能和核技术取得利益而使人类受到损害。

3.1　辐射防护中的基本概念及单位

在第 1 章中我们介绍了放射性强度单位，本章将介绍放射性剂量单位，包括照射量、吸收剂量和剂量当量。这 3 个单位是安全防护中最常用的基本物理量，下面将分别介绍。

3.1.1　照射量

照射量是表征 X 或 γ 射线对空气电离本领大小的一个物理量。

照射量（X）的定义是：X 或 γ 射线在质量为 dm 的某一体积元的空气中，与空气中的原子相互作用产生次级电子，这些次级电子可导致空气电离，所释放出的全部离子（电子和正离子）完全被空气阻止时，在空气中产生任何一种符号的离子总电荷的电荷量（库仑）的绝对值除以 dm（千克），即

$$X = \frac{dQ}{dm} \tag{3.1}$$

需要说明的是：

① 在上述体积元内的空气中，次级电子除电离外，还会产生韧致辐射，dQ 中不包括韧致辐射与空气作用产生的电离电荷；

② 照射量只适用于能量在 10 keV～3 MeV 的 X 射线和 γ 射线，在辐射防护中，能量的上限可扩大到 8 MeV，吸收介质为空气；

③ 测量点周围次级电子最大射程范围内射线的照射应是均匀的。

照射量的国际制（SI）单位是库仑每千克（C/kg），没有国际制专用单位，暂时并行的专用单位是伦琴（R）。

　　当在 1 R 的 X 射线或 γ 射线的照射下，0.001 293 g 空气（在标准状况下，1 cm³ 干燥空气的质量）中释放出的次级电子，在空气中产生的正负离子电荷的电量各为 1 静电单位，即

$$1\ \text{R} = \frac{1\ \text{静电单位}}{0.001\ 293\ \text{g}} = \frac{3.33 \times 10^{-10}\ \text{C}}{1.293 \times 10^{-6}\ \text{kg}} = 2.58 \times 10^{-4}\ (\text{C/kg}) \tag{3.2}$$

$$1\ \text{C/kg} = 3.876 \times 10^{3}\ \text{R} \tag{3.3}$$

　　单位时间内照射量的增量叫作照射量率，用 $\dot{X}$ 来表示，即

$$\dot{X} = \frac{\mathrm{d}X}{\mathrm{d}t} \tag{3.4}$$

　　照射量率的 SI 单位是 C・kg^{-1}・s^{-1}（库伦每千克秒），其暂时并行的专用单位是 R・s^{-1}（伦琴每秒）。

3.1.2　吸收剂量

　　核辐射与物质的相互作用实质上是一种能量传递的过程，即核辐射的能量被物质吸收，从而使物质内部发生各种变化。物质吸收辐射能的多少，不仅取决于辐射场的性质与强弱，而且也与受照物质本身的性质有关。吸收剂量反映了受照物质吸收辐射能量的过程，与照射量是完全不同的两个概念。吸收剂量（D）的定义任何电离辐射授予单位质量物质（dm）的平均能量（d$\overline{E}$），即

$$D = \frac{\mathrm{d}\overline{E}}{\mathrm{d}m} \tag{3.5}$$

　　吸收剂量的 SI 单位是焦耳每千克（J/kg），其 SI 专门名称为戈瑞（Gray），可用符号"Gy"表示：

$$1\ \text{Gy} = 1\ \text{J/kg} \tag{3.6}$$

暂时并行的专用单位是"拉德"，用符号"rad"表示：

$$1\ \text{rad} = 0.01\ \text{Gy} \tag{3.7}$$

由定义可知：吸收剂量单位适用于任何种类核辐射和受照介质。

　　在实际的剂量监测和屏蔽设计中经常要用到吸收剂量率的概念。吸收剂量率（$\dot{D}$）表示单位时间内的吸收剂量，即

$$\dot{D} = \frac{\mathrm{d}D}{\mathrm{d}t} \tag{3.8}$$

吸收剂量率的 SI 单位是焦耳每千克秒［J/(kg・s)］，其 SI 制专用单位为戈瑞每秒（Gy/s）。

3.1.3　剂量当量

　　吸收剂量是剂量学中重要的物理量，但它不能直接表示出辐射所产生的生物效应的程度。在辐射防护中最关心的恰好是辐射对肌体的生物效应，而这不仅与肌体吸收辐射能大小有关，也与核射线类型、能量及照射条件等因素有关，为了能直接反映出射线对肌体的损害程度，将各种射线的危害程度在统一的基础上进行比较，则引入了"剂量当量"的概念。

　　剂量当量（H）只限于辐射防护中应用，不能用于评价严重事故，其计算公式为

$$H = DQN \tag{3.9}$$

在式(3.9)中,D 表示该点处的吸收剂量;Q 是一与能量转移有关的常数(表3.1),N 为其他修正因子,对于外照射 N 暂时取作 1。Q 和 N 是无量纲的,所以剂量当量与吸收剂量有相同的 SI 单位:焦耳每千克(J/kg),但它的 SI 专用单位不同,为"希沃特",可用符号"Sv"表示:

$$1\ \text{Sv} = 1\ \text{J/kg} \tag{3.10}$$

暂时并行的专用单位为"雷姆",可用符号"rem"表示:

$$1\ \text{rem} = 0.01\ \text{Sv} \tag{3.11}$$

单位时间的剂量当量称为剂量当量率($\dot{H}$),即

$$\dot{H} = \frac{\mathrm{d}H}{\mathrm{d}t} \tag{3.12}$$

其 SI 单位为焦耳每千克秒或希沃特每秒[J/(kg·s)或 Sv/s]。

表 3.1 不同种类辐射的品质因素(Q)

照射类型	射线种类	品质因素(Q)
外照射	X 射线,γ 射线,电子	1
	热中子及 0.005 MeV 以下的中子	3
	中能中子(0.02 MeV)	5
	中能中子(0.1 MeV)	8
	快中子(0.5～10 MeV)	10
	重反冲核	20
内照射	β^-,β^+,γ,e^-,X 射线	1
	α	10
	裂变碎片,α 反冲核	20

3.1.4 照射量与吸收剂量的关系

照射量和吸收剂量是两个物理意义完全不同的物理量,适用的射线类型和介质也不同。但在相同的照射条件下,两个量之间也存在一定的关系。

按照射量的定义,在电子平衡条件下,1 R 的 X 射线或 γ 射线传递给 1 kg 空气中次级电子的总能量为 8.69×10^{-3} J。因此,对空气介质,照射量与吸收剂量有下列关系:

$$D_{\mathrm{a}} = 8.69 \times 10^{-3} X\ \text{Gy} \tag{3.13}$$

在式(3.13)中,D_{a} 表示空气的吸收剂量(单位:Gy),X 表示空气的照射量(单位:R)。

剂量学上可以证明,对不同介质同一点处的吸收剂量(D)与其质能吸收系数(μ_{en}/ρ)成正比,即

$$\frac{D_1}{D_2} = \frac{\left(\dfrac{\mu_{\mathrm{en}}}{\rho}\right)_1}{\left(\dfrac{\mu_{\mathrm{en}}}{\rho}\right)_2} \tag{3.14}$$

假设:介质 1 为空气(a),介质 2 为任一其他介质(m),则通过式(3.13)和式(3.14)可得

$$D_{\mathrm{m}} = 8.69 \times 10^{-3} \frac{\left(\dfrac{\mu_{\mathrm{en}}}{\rho}\right)_{\mathrm{m}}}{\left(\dfrac{\mu_{\mathrm{en}}}{\rho}\right)_{\mathrm{a}}} X \tag{3.15}$$

$$D_{\mathrm{m}} = fX \tag{3.16}$$

在式(3.16)中，f 的单位为 Gy/R，表 3.2 列出了不同能量的光子在几种介质中的 f 值；表 3.3 列出了不同能量的光子在几种介质中的质能吸收系数(μ_{en}/ρ)，单位为 m²/kg；D_{m} 是位于空气中同一点处的其他介质中的吸收剂量，单位为 Gy。

表 3.2　各种能量的光子在几种介质中的 f 值($\times 10^{-3}$Gy/R)

光子能量（MeV）	水	骨	肌肉
0.010	9.12	35.4	9.25
0.015	8.89	39.7	9.16
0.020	8.81	42.3	9.16
0.030	8.69	43.9	9.10
0.040	8.78	41.4	9.19
0.050	8.92	35.8	9.26
0.060	9.05	29.1	9.29
0.080	9.32	19.1	9.39
0.10	9.48	14.5	9.48
0.15	9.62	10.5	9.56
0.20	9.73	9.79	9.63
0.30	9.66	9.38	9.57
0.40	9.66	9.28	9.54
0.50	9.66	9.25	9.57
0.60	9.66	9.25	9.57
0.80	9.65	9.20	9.56
1.0	9.65	9.22	9.56
1.5	9.64	9.20	9.58
2.0	9.66	9.21	9.54
3.0	9.62	9.28	9.54

表 3.3　各种能量的光子在几种介质中的 μ_{en}/ρ（m²/kg）

光子能量 （MeV）	空气	水	骨	肌肉
0.010	0.466	0.489	1.90	0.496
0.015	0.129	0.132	0.589	0.136
0.020	0.051 6	0.052 3	0.251	0.054 4
0.030	0.014 7	0.014 7	0.074 3	0.015 4
0.040	0.006 40	0.006 47	0.030 5	0.006 77
0.050	0.003 84	0.003 94	0.015 3	0.004 09
0.060	0.002 92	0.003 04	0.009 79	0.003 12
0.080	0.002 36	0.002 53	0.005 20	0.002 55
0.10	0.002 31	0.002 52	0.003 86	0.002 52
0.15	0.002 51	0.002 78	0.003 04	0.002 76
0.20	0.002 68	0.003 00	0.003 02	0.002 97
0.30	0.002 88	0.003 20	0.003 11	0.003 17
0.40	0.002 96	0.003 29	0.003 16	0.003 25
0.50	0.002 97	0.003 30	0.003 16	0.003 27
0.60	0.002 96	0.003 29	0.003 15	0.003 26
0.80	0.002 89	0.003 21	0.003 06	0.003 18
1.0	0.002 80	0.003 11	0.002 97	0.003 08
1.5	0.002 55	0.002 83	0.002 70	0.002 81
2.0	0.002 34	0.002 60	0.002 48	0.002 57
3.0	0.002 05	0.002 27	0.002 19	0.002 25
4.0	0.001 86	0.002 05	0.001 98	0.002 03
5.0	0.001 73	0.001 90	0.001 86	0.001 88
6.0	0.001 63	0.001 80	0.001 78	0.001 78
8.0	0.001 50	0.001 65	0.001 65	0.001 63
10.0	0.001 44	0.001 55	0.001 59	0.001 54

3.1.5　照射量（率）与放射源活度之间的关系

　　某一 γ 放射源在空气场中对 P 点进行照射，γ 放射源越强，P 点处受照射量也越大。对于点状 γ 放射源来说，根据它们的定义，可推导出如下公式：

$$X = \frac{\Gamma \times A \times t}{R^2} \tag{3.17}$$

$$\dot{X} = \frac{\Gamma \times A}{R^2} \tag{3.18}$$

在式(3.17)、式(3.18)中，A 为点状 γ 放射源的放射性活度，单位为 Bq；R 为 P 点到 γ 放射源的距离，单位为 m；t 为照射时间，单位为 s；$\dot{X}$，X 分别为 P 点的照射量率和照射量，单位分别为 C/(kg·s)和 C/kg；Γ 是该源的照射量率常数，单位为 C·m²/kg，Γ 的大小只与 γ 放射源本身的性质相关。

3.2　辐射对人体健康的影响

3.2.1　辐射对生物体损伤历史

放射性一经发现，人们就对它进行了不断开发和利用。但人们对核辐射能损伤生物体的认识，是通过许多惨痛损伤实例逐渐积累起来的。

1896 年 1 月美国人格鲁柏(Grubbe)在进行 X 射线实验的过程中，手上生了皮炎。直到晚年接受手术，切掉了手的一部分。同年 3 月，美国人埃迪生(T. A. Edison)在进行 X 射线透视实验时诉说眼痛。同时，美国人丹尼尔(J. Danicl)在用 X 射线确定头盖骨中异物位置的实验时发现 X 射线有脱发作用。1897 年奥地利医生费兰德(L. Freund)试用 X 射线治疗小儿背部的长毛痣，结果不久患者的皮肤上出现了红斑和脱毛，接着出现严重的皮炎直至溃疡。1898 年居里夫人发现了镭，1901 年，铀的发现者贝克勒尔因实验需要，从居里夫人那里借了少量镭盐。他把盛着镭盐的玻璃管装在衬衣口袋走了几个小时，过了几天，在口袋后面的皮肤上出现灼伤。到 1902 年，又有人发表了 X 射线引起慢性溃疡进而诱发癌症的报告。1903 年阿尔贝斯-似可贝格(Alers-Schonberg)观察到睾丸受到过照射的豚鼠和兔子得了无精子症，这些受照的雄性与正常雌性交配后，出现不妊不育现象。1905 年哈贝斯塔德(Halberstaedter)观察到辐射能使兔子卵巢滤泡变小，并发生退化等形态学方面的变化。同年，布朗(Broun)和奥斯古德(Osgood)对 10 名 X 射线相关工作者做了调查，结果是有的人没有精子，有的人好几年没有精子，而在脱离 X 射线环境数年后，又生出了孩子。1907 年有报告说，用 X 射线治疗小儿胸腺肥大症引起了甲状腺癌。1904～1913 年，亥耐克(Heineke)发现，因 X 射线的照射，末梢循环血液中的白细胞数明显减少。1927 年弥勒(Muller)在果蝇的实验中证实，辐射照射增加了突然变异的发生率。居里夫人在长期的研究工作中，因过量照射，骨髓受到损害，造成再生不良性贫血。居里夫人的女儿埃·居里(I. Curie)也是由于受到过量照射引起白血病而去世的。1924 年美国新泽西州夜光表工厂绘制标度盘的女工发生职业性镭中毒。还有些矿工吸入了天然放射性氡及其子体，肺组织受到射线照射而引起过去称为矿山病的肺部疾病，最后多患癌症而死……当时人类社会中所拥有的放射性物质量还很少，但是已经夺去了许多人的生命。这些血的教训唤起了人们对放射性防护的重视。

3.2.2　核辐射的生物效应

辐射对生物机体有损害作用已是事实。人们对生物效应机制的研究主要建立在辐射对细胞作用的基础上。对组成细胞的生物大分子(如：核酸、蛋白质、糖类和脂类等)的辐射效应机制研究是辐射生物效应研究的基本内容。人体各类细胞的辐射敏感性是不同的，一般来说，新生而又分裂迅速的细胞(如血细胞)辐射敏感性高，肌肉及神经细胞的辐射敏感性最低。例如，遭受一定剂量照射后，血液中反应最快的是淋巴细胞，其次是红细胞、颗粒性白细胞和血小板。因此影响辐射生物效应的因素不仅与辐射射线的类型、能量及照射方式有关，也与生物体不同的细胞、组织及器官对辐射的敏感性有关。

核辐射引起的生物效应是一个复杂的过程，它包括直接作用和间接作用。直接作用即核辐射直接作用于生物活性大分子，使其电离、激发或化学键断裂，造成分子结构、性质改变，功能丧失，代谢障碍。间接作用即核辐射作用体液中的水分子，使其电离、激发，生成性质活泼的产物(如 $H^{\cdot}$、$OH^{\cdot}$、H_2O_2 等)，它们再作用于生物大分子，也会导致肌体结构和功能的一系列变化，造成代谢障碍和其他系统病变(图 3.1)。

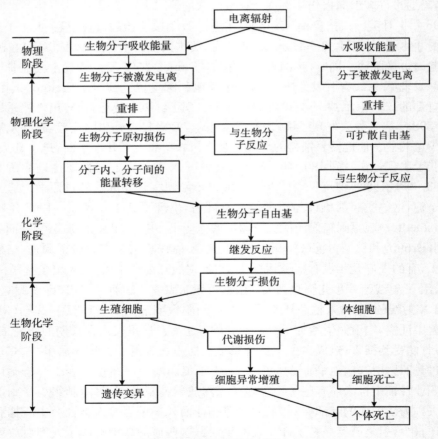

图 3.1　辐射生物效应过程

辐射生物效应从不同角度有如下几种类别：

1. 按照效应出现的范围，可分为躯体效应和遗传效应

（1）躯体效应

即是显现在受照者本人身上的有害效应，包括急性效应和晚发性效应。急性效应即受照者一次或短时间接受大剂量照射所发生的效应，这类效应仅发生在如违反操作规程或因辐射源丢失所造成的严重误照，核爆炸时距爆心投影点距离较近且无屏蔽情况下受到照射。全身急性照射剂量与出现效应的症状情况见表 3.4。晚发性效应是指长期接受超剂量低水平照射或急性照射恢复后等受照数年后才出现症状的效应。晚发性效应主要诱发的症状有癌症、白血病及寿命缩短等。

（2）遗传效应

即是指发生在受照者后代身上的辐射效应。如果辐射作用造成生殖细胞中的 DNA 分子受损伤，并且这种损伤信息传给了后代，后代身上就有可能出现由于辐射效应所带来的遗传疾病。

表 3.4　全身急性照射剂量与效应情况

受照剂量（Gy）	临床症状
0～0.25	无任何临床表现
0.5	略有暂时的血象变化，无其他临床症状。可能有迟发效应，但不严重
>1	有 15% 的人出现血象变化、呕吐、疲劳
2	几乎所有的人都出现症状。24 小时内出现恶心呕吐，经过一周的潜伏期后，出现毛发脱落、厌食、虚弱、咽喉炎、腹泻，一般可以恢复，但也有因并发症或感染在 2～6 周内死亡的
4～5（半致死剂量）	1～2 h 内恶心、呕吐，一周左右潜伏期后毛发脱落、厌食、体弱发热。第三周出现口腔炎与咽喉炎。第四周出现脸色苍白，腹泻，鼻出血，迅速消瘦。在 2～6 周内有人死亡，最终可能有 50% 的人死亡
>6（致死剂量）	1～2 h 内恶心，呕吐，潜伏期短，第一周末即出现腹泻，口腔和咽喉发炎，发热，迅速消瘦，两周左右出现死亡，死亡率可达 100%

2. 按照效应发生的规律，可分为随机效应和非随机效应

1977 年国际放射防护委员会（ICRP）建议，将辐射效应分为随机效应和非随机效应两类。

（1）随机效应

是指在辐射防护中效应发生的概率（而非严重程度）与剂量的大小存在着线性无阈的关系，意思是这种效应不存在着剂量的阈值，剂量再小，也不能完全排除它发生的可能性，即效应的严重程度与剂量大小没有什么关系。例如，辐射诱发癌变属于随机效应，辐射剂量越大，癌变发生的概率也越大，但这种病一旦发生，其严重程度与剂量大小没有关系。

（2）非随机效应

是指损伤的严重程度与受照剂量大小有关，并有一个剂量阈值（阈值大小与生物个体情况有关),即低于阈值的剂量一般不会发生这种效应,一旦超过阈值,其发生效应的概率会骤然上升。

3.3　核辐射的防护标准

核辐射对生物肌体有损害作用,但我们无须谈核色变。因为人类时刻生活在放射性环境之中,如空气中含有 ^{14}C、^{3}H 等放射性核素;土壤岩石中含有放射性核素钍、铀及它们的放射性子体;食物中也含有 ^{40}K、^{14}C 等天然放射性核素。生物肌体本身有一定的对核辐射的耐受性和对损伤的修复能力,只要严格遵守防护的有关规定,安全是有保证的。

3.3.1　辐射防护标准的发展历史简介

如前所述,1895 年伦琴发现 X 射线后,很快便发现 X 射线能产生皮肤灼伤、毛发脱落、白细胞减少等机体损伤。由此人们认识到,想要有效无害地使用 X 射线,就需确定一个即使机体受到 X 射线照射也没有危险剂量估计值。但当时人们对 X 射线的生物学作用机制以及 X 射线测量等方面的知识都知之甚少,所以对辐射防护标准的建立和确定是随着人们对射线的不断了解和认识逐渐建立和完善的。

最早在 1902 年,劳伦斯(Rollins)就试图确定 X 射线对人体的危险阈值。他把照射当时的相机底片 7 min 而不使之感光的 X 射线量看作是无害的。换算成伦琴(R)单位,大约相当于每天 10 R。后来又使用了一个叫作“红斑剂量”的单位。当时的所谓“红斑剂量”是指能引起皮肤明显发红的辐射量。后来推算,一个红斑剂量约为 600 R。1925 年,美国的缪茨塞勒尔(Mutscheller)首次提出“耐受剂量”的概念,它是指操作人员 30 d 受照剂量不超过红斑剂量的 1/100(约为 0.2 R/d)规定的。直到 1934 年国际 X 射线与镭防护委员会,国际辐射防护委员会(ICRP 的前身)才正式规定电离辐射的耐受剂量为 0.2 R/d,这一标准一直沿用到 1950 年。1950 年,根据第二次世界大战所积累的新的资料和研究成果 ICRP 将“耐受剂量”改为更具现实意义的“最大允许剂量”的概念,将原来的剂量标准 0.2 R/d 降低到 0.3 R/周(即 0.05 R/d),规定局部照射(手、前臂、脚)的最大允许剂量为全身的 5 倍。根据当时的 0.3 R/周剂量标准,计算出了一些放射性核素在水和空气中的最大允许浓度,还对 11 种放射性核素在体内的最大允许剂量提出了建议。1958 年 ICRP 对最大允许剂量标准又进行了修改,将原来 0.3 R/周的剂量标准改为全身均匀照射的最大允许剂量为 5 rem/年,并把关键器官分为 4 类,分别规定不同的最大允许剂量值。1965 年,ICRP 建议限制一直沿用的“最大允许剂量”,规定这个术语只适用于受到可控制源照射的从事辐射工作的人员,而建议对公众中的个人和群体的照射采用“剂量限值”这个术语。1977 年 ICRP 又发布了一个新建议,即把“最大允许剂量”和“剂量限值”两个术语改为“剂量当量限值”。新建议把防护对象的辐射效应分为随机性效应和非随机性效应。新建议还在考虑到受照组织相对辐射敏感性之后,再把危害加在一起,但对全身均匀照射的年剂量当量限值与以前建议的数值相同。此标准至今仍为我国和世界许多国家所采用。

3.3.2　我国现行的辐射防护标准

我国现行的《电离辐射防护与辐射源安全基本标准》(GB 18871—2002)是根据 6 个国际组织(即联合国粮农组织、国际原子能机构、国际劳工组织、经济合作与发展组织核能机构、泛美卫生组织和世界卫生组织)批准并联合发布的《国际电离辐射防护和辐射源安全基本安全标准》,在充分考虑了我国十余年来实施辐射防护基本标准(GB 4792—1984 和 GB 8703—1988)的经验以及我国当前的实际情况基础上进行修订的。

1. 辐射防护的基本原则与要求

辐射防护的目的在于"防止有害的非随机性效应,限制随机性效应的发生率,使之达到被认为可以接受的水平";另一附加的目的是"伴有辐射照射的实践确实是正当的"。所以,辐射防护的要求是:

(1) 实践的正当性

对于任何一项伴有辐射的实践活动,只有它给社会和人本身所带来的利益足以弥补其可能引起辐射损害时,这样的实践才是正当的,才能被准予。

(2) 防护与安全的最优化

在实践确实是正当的前提下,任何必要的照射和受照射的可能性均保持在可合理达到的尽量低的水平。

(3) 剂量限制和潜在照射危险限制

对个人正常照射加以限制,以确保各项获准实践的综合照射所致的个人总有效剂量和有关器官和组织的总当量剂量不超过防护标准中的相应剂量限值,使各获准实践的所有潜在照射所致的个人危险与正常照射剂量限值相应的健康危险处于同一数量级水平。

2. 个人剂量当量限值

(1) 放射性工作人员的剂量限值

《电离辐射与辐射源安全基本标准》(以后简称"标准")规定职业性放射工作人员的剂量当量限值是指:在规定期间,外照射引起的剂量和在同一期间内摄入放射性核素所产生的待积剂量两者之和(不包括天然本底照射和医疗照射)。

可以通过下列不等式来确定同一期间内外混合照射个人剂量当量和待积有效剂量之和是否低于有效剂量的剂量限值要求:

$$\frac{H_p}{D_L} + \sum_j \frac{I_{j,\text{ing}}}{I_{j,\text{ing},L}} + \sum_j \frac{I_{j,\text{inh}}}{I_{j,\text{inh},L}} \leqslant 1 \tag{3.19}$$

式(3.19)中,H_p 为该年内贯穿辐射照射所致的个人剂量当量;D_L 表示该有效剂量对应的年剂量限值;$I_{j,\text{ing},L}$ 和 $I_{j,\text{inh},L}$ 分别表示食入和吸入放射性核素 j 的年摄入量限值(AL$_1$);$I_{j,\text{ing}}$ 和 $I_{j,\text{inh}}$ 表示同一期间内食入和吸入放射性核素 j 的摄入量。

"标准"中规定,应对任何工作人员的职业照射水平进行控制,使之不超过下述限值:

① 连续 5 年的年平均有效剂量(不可作任何追溯性平均):20 mSv;

② 任何一年中的有效剂量:50 mSv;

③ 眼晶体的年当量剂量:150 mSv;

④ 四肢(手和足)或皮肤的年当量剂量:500 mSv。

"标准"中规定,对于年龄在 16～18 岁涉及辐射照射的学徒或学生,应控制其职业照射使之不超过下述限值:

① 年有效剂量:6 mSv;

② 眼晶体的年当量剂量:50 mSv;

③ 四肢(手和足)或皮肤的年当量剂量:150 mSv。

(2) 职业照射特殊情况下临时剂量限值

如果某一实践是正当的,其辐射防护已按"标准"要求进行了优化,而其职业照射仍然超过正常照射的剂量限值,但预计经过合理努力可以使有关职业照射剂量处于正常照射剂量之下,在这种情况下,依照审管部门的规定可以对剂量限值进行如下临时变更:

① "标准"中规定,连续 5 年年平均有效剂量不超过 20 mSv,可破例延长到 10 个连续年;

② 在此期间,任何工作人员所接受的年平均有效剂量不应超过 20 mSv,任何单一年份不应超过 50 mSv;

③ 任何一个工作人员自延长平均期开始所接受的剂量累计达到 100 mSv 时,应对这种情况进行审查;

④ 剂量限制的临时变更应遵循审管部门的规定,但任何一年内不超过 50 mSv,临时变更期限不得超过 5 年。

(3) 对特殊人员的规定

"标准"规定,孕妇和授乳妇女应避免受到内照射;年龄小于 16 周岁的人员不得接受职业照射。

(4) 对于公众的剂量当量限值

"标准"规定,实践使公众所受到的平均剂量估计值不应超过下述限值:

① 年有效剂量:1 mSv;

② 特殊情况下,如果 5 个连续年的年平均剂量不超过 1 mSv,则某单一年份的有效剂量可提高到 5 mSv;

③ 眼晶体的年当量剂量:15 mSv;

④ 皮肤的年当量剂量:50 mSv。

3.3.3 剂量当量限值的安全评价

任何工作都有遇到危险的可能性,而遇到危险的程度大小,与工作的性质有关。为了定量说明各种职业的危险程度,规定用年死亡率作为危险程度的衡量标准。为了评价在剂量当量限值的限制条件下放射性工作人员的危险程度,我们把限值条件下工作人员某种有害效应的发生概率(危险程度)与其他职业的危险程度的统计资料作比较(表 3.5)。

表 3.5　各种类型的危险程度

自然性		疾病性		交通事故	
类别	危险程度	类别	危险程度	类别	危险程度
天然辐射	10^{-5}	癌死亡率（我国）	5×10^{-4}	航运事故	10^{-5}
洪水	2×10^{-6}	癌死亡率（世界）	10^{-3}	重大路面事故	10^{-3}
飓风	10^{-5}	自然死亡率（英国 20～50 岁）	10^{-3}	大城市车祸（我国）	10^{-4}
地震	10^{-6}	流感死亡率	10^{-4}	—	—

注：以上资料是对 1965～1974 年 38 个国家（不包括中国）的统计结果。

　　ICRP 根据辐射损伤的各种社会统计资料和对动物的放射生物学实验资料给出了在小剂量情况下，辐射造成的致死性癌和白血病以及遗传效应的危险度，结果如表 3.6 所示。

表 3.6　全身均匀照射随机效应危险度系数

类　别		危险度（10^{-2}/Sv）
放射性工作人员	致死性癌	1
	加上遗传效应（初二代）	1.65
公众	包括全部后代的遗传效应	2.0

　　按照"标准"的规定，从事放射性工作人员全身均匀照射时的年有效剂量当量不应超过 50 mSv，所对应的危险程度为

$$1.65\times10^{-2}/Sv\times50\ mSv=8.25\times10^{-4}$$

　　这一危险程度和国际上公认的比较安全的工业危险程度（10^{-4}）相当，而且一般来说工作人员接受接近限值照射的情况较少，一般只有限值的十分之一，所以严格按照辐射防护标准去工作应该是安全的。

3.4　核辐射防护方法及剂量计算

　　对辐射的防护主要分为内照射防护和外照射防护两大方面，下面分别进行介绍。

3.4.1　内照射防护

　　放射性操作可分两大类：一类是封闭型放射性操作，即放射性物质被完好地包封起来，只可能从外部对人体进行照射（例如，钴源辐射）；另一类是开放型放射性操作，即在操作过程中会有放射性废物（废液、废气或固体）产生，而这些废物有可能通过各种途径进入人体内，对人体进行内照射，故内照射防护就是防止放射性物质通过任何可能的途径进入人体。

一般来说,内照射具有更大的危害,因为放射性核素一旦进入人体,除非被排泄出体外或自行衰变完,否则人体组织将一直受到它的照射。

放射性物质可能通过以下几种途径进入人体:

① 存在于空气中的放射性气溶胶或放射性气体经呼吸进入;

② 随同食物或饮水从食管进入;

③ 经皮肤伤口进入;

④ 某些放射性物质,如氧化氚和碘的化合物甚至可通过完好的皮肤进入人体。

内照射防护的措施包括:对放射性操作场所的卫生要求,对放射性工作人员安全操作和个人卫生要求。

1. 放射性操作场所的卫生要求

(1) 放射性核素的毒性分类和工作场所(单位)分级(分类)

按照放射性核素的导出空气浓度和相应的比活度,放射性核素分为极毒、高毒、中毒和低度4个组(附录1)。

按照放射性核素的最大等效日(年)操作量把工作场所(单位)分为甲、乙、丙三级(Ⅰ,Ⅱ,Ⅲ3类),如表3.7和表3.8所示。

表 3.7　放射性工作场所的最大等效日操作量

工作场所级别	最大等效日操作量(Bq)
甲级	大于 4×10^9
乙级	$2 \times 10^7 \sim 4 \times 10^9$
丙级	豁免活度值以上 $\sim 2 \times 10^7$

表 3.8　开放型放射性工作单位的分类

分类	最大等效年操作量(Bq)
Ⅰ	大于 1.85×10^{12}
Ⅱ	$1.85 \times 10^{11} \sim 1.85 \times 10^{12}$
Ⅲ	小于 1.85×10^{11}

放射性核素的等效日(年)操作量等于放射性核素的实际日(年)操作量(Bq)与该核素毒性组别修正因子的积除以与操作方式有关的修正因子所得的商之和:

$$等效日(年)操作量 = \sum \frac{实际日(年)操作量 \times 毒性组别修正因子}{操作方式修正因子} \qquad (3.20)$$

放射性核素的毒性组别修正因子及操作方式有关的修正因子分别见表3.9和表3.10。

表 3.9　放射性核素毒性组别修正因子

毒性组别	毒性组别修正因子
极毒	10
高毒	1
中毒	0.1
低毒	0.01

表 3.10　操作方式与放射源状态修正因子

操作方式	放射源状态			
	表面污染水平较低的固体	液体、溶液悬浮液	表面有污染的固体	气体、蒸气、粉末、压力很高的液体、固体
源的储存	1 000	100	10	1
很简单的操作	100	10	1	0.1
简单操作	10	1	0.1	0.01
特别危险的操作	1	0.1	0.01	0.001

（2）放射性工作场所的安全监测

在辐射防护专家和负责人的配合下,制定工作场所检测大纲,并保证实施和定期复审。工作场所检测的内容和频度可根据工作场所内辐射水平及其变化和潜在照射的可能性与大小来确定,但应保证能够对工作场所的空气、表面沾污等的辐射状况进行监测和评估,可以对工作人员受到的照射进行评价。一般的放射性实验室不具备个人内照射计量监测手段,则可根据空气中放射性气溶胶的浓度和操作情况,也可以根据工作人员在某一途径中所摄入放射性核素的估计摄入量乘以相应某组织或器官的单位摄入量的待积当量剂量值以获得该组织或器官的有效待积计量当量。一般来说,只要工作场所污染水平不超过相应的导出限值(表 3.14、表 3.15),则在该工作场所工作是安全的。有关各种放射性核素单位摄入量的待积当量剂量值可以查阅"标准"附录 2。最后将实施工作场所检测大纲获得的结果予以记录和保存。

（3）开放型工作场所的分区原则和其内部建筑要求

一般开放型放射性工作场所是按照危险程度大小实行分区布置和管理的。原则上应把辐射工作场所分为控制区和监督区,对不同级别的工作场所具体实施分区的原则有所不同。对于甲级工作场所的布置,一般分为污染区、控制区、监督区和清洁区。工作场所需有良好的通风,并合理地组织气流,排出到大气中的气体需经高效过滤器过滤。运送放射性物质的通道最好与工作人员的通道分开。建筑物的结构材料,除考虑一般的结构特性外(见乙级和丙级放射性工作场所介绍),还应采用具有较好的耐辐射和屏蔽性能的材料。乙级放射性工作场所一般分为控制区、监督区和清洁区,丙类工作场所分为监督区和清洁区,可以是普通的化学实验室,但其内部仍需按污染程度顺序布置。

控制区与监督区之间,需采用实体或其他适当的手段划定边界。在控制区进出口及其他适当位置处设立醒目的警告标志(图 3.2、图 3.3),并给出相应的辐射水平和污染水平的指示。按需要在控制区的入口处提供防护衣具、监督设备和个人衣物储存柜。按需要在出口处提供污染检测设备,冲洗或淋浴设施及工作服、防护服储存柜。采用适当的手段划出监督区的边界。在监督区的入口处适当位置设立表明监督区的标牌。

图 3.2　电离辐射的标志

当心电离辐射

图 3.3　电离辐射警告标志

对于放射性操作室的拐角结构最好是圆弧形,其墙壁、地面、天棚、工作台表面等应铺设不易污染、耐化学腐蚀、易去污的材料。通风柜和手套箱是放射性实验室的重要设备。

2．个人防护安全要求

对于从事开放型放射性实验的工作人员必须根据不同情况配备符合标准的个人防护用品,如专用鞋、帽、衣服、手套等。在有高水平气溶胶污染的场所,必须配备各类防护服、防护围裙、防护手套、防护面罩及呼吸防护器具。

进入放射性场所工作的人员应严格遵守有关管理规定,以保证他人和自己的人身安全。一般开放型放射性工作场所的规定如下:

① 新进入工作场所的工作人员须经过有关放射性操作和防护知识的培训,才可进入场所工作;

② 工作人员进入工作场所前,应按照规定穿戴个人防护衣具及用品,佩带个人计量器,禁止在工作场所内吸烟、喝水和进食;

③ 尽可能杜绝工作人员在场内受伤的可能,有伤口时,必须妥善包扎后戴上手套再工作,若伤口很大则需停止工作;

④ 注意保持场所内的清洁通风;

⑤ 若发生放射性污染,应立即清洗去污,必要时做出明显标记;

⑥ 离开工作场所以前,应检查手和其他可能污染的部分,若有污染必须清洗到表面污染的控制水平以下;

⑦ 定期进行健康检查。

3．个人安全操作要求

① 从事开瓶、分装或任何一次新操作之前,要熟悉说明书,弄清放射性物质的物理性质,以及操作的注意事项;

② 对难度大的操作,要做"空白实验"以熟练技术,保证操作安全;

③ 操作放射性物质时,必须严格控制放射性的污染,操作时应在搪瓷盘等容易去污和

控制污染的地方进行；

　　④ 放射性"三废"应按要求存放、处理；

　　⑤ 操作时按照要求使用屏蔽设施及使用通风柜；

　　⑥ 定期检查实验室的污染情况。

3.4.2　外照射防护

　　外照射防护的目的在于降低辐射对人体的照射剂量,使之保持在可以合理做到的尽可能的低水平,并使它控制个人所受的剂量当量不超过国家规定的标准。

　　外照射防护通常采用以下 3 种办法：

　　① 尽量缩短受照时间；

　　② 尽量增大与辐射源的距离；

　　③ 在人和辐射源之间加屏蔽物。

　　对于某一放射性实践的外照射防护,可采用 3 种方式中的一种或将这 3 种手段加以配合。把哪种手段当成主要的,应按照辐射源和操作的各种条件来决定。

1. 时间防护

　　我们知道,如果剂量率一定,受照剂量与受照时间成正比。所以,在进行放射性实验以前,可在无放射源存在的情况下,先进行"空白实验"熟练实验技术及过程,来缩短受照射时间达到防护目的。如需要进行放射性操作时间长且不能中止的工作,要订出完善的操作计划,通过多人轮换操作的方式来相对缩短每个人的受照时间,达到防护的目的。时间防护是最简单的外照射防护方法,但在放射源的活度很高的情况下如大于 10 GBq 的 γ 源,单纯采用时间防护是不够的。

2. 距离防护

　　外照射剂量随着与放射源的距离增大而减小。对于点状窄束 γ 源,在空间辐射场中某点的照射量率的大小与距该源距离的平方成反比。实现"距离防护"的手段有长柄工具、机械手以及远距离自动控制装置等。

3. 屏蔽防护

　　在实际工作中,仅依靠时间和距离防护的办法往往难以达到防护要求。所以需要在放射源与操作人员之间加上一定厚度的屏蔽物,借此减弱或完全吸收射线的能量以达到防护的目的。采用什么材料作为屏蔽物,需要多少厚度,这要根据射线种类和性质来决定。

　　(1) α 射线的屏蔽

　　α 射线的射程很短,即使是从 $^{212}_{84}$Po 放出的最大能量的 α 射线(10.55 MeV),在空气中的射程也只不过 11.6 cm。α 射线通常在空气中只有几个厘米的射程,一张薄纸就可将其能量全部吸收。一般认为,α 射线在水和人体组织中的射程大致为空气中的 1/500,例如,5 MeV 的 α 射线对人体穿透的最大射程是 0.045 mm。因此,α 射线在组织中的射程也只不过几十个微米。即使它照射在皮肤上,也不会深入体内对组织造成伤害。所以对 α 射线的防护是只要戴上手套,穿上工作服,不要直接接触即可。

（2）β射线的屏蔽

β射线的电离密度一般比 α 射线小，则穿透能力比 α 射线大得多。对 β 射线既要重视其内照射防护，又要重视它的外照射防护。

β射线的另一特点是它与高原子序数物质作用容易产生轫致辐射，因此对 β 射线的防护一般选用原子序数小的轻物质，如有机玻璃、铝片等，外面可加一层原子序数大的物质，如铅等，用以屏蔽少量的类似于 X 射线的轫致辐射。放出 β 射线能量最大的核素是 ^{6}Li，β 射线的能量为 13 MeV，经常使用的 ^{32}P 放出的 β 射线能量为 1.7 MeV，它们在铝中的射程分别大约为 2.6 cm 和 0.28 cm。

β射线屏蔽厚度的计算方法如下：

确定 β 射线防护屏的厚度，也就是 β 射线全部被吸收，防护屏所需厚度或 β 射线的射程。为了便于计算屏蔽的厚度，根据 β 射线的射程（R）与能量（E_0）的关系，使用下面的屏蔽厚度经验公式。

当 0.8 MeV＜E_0＜3 MeV 时，有

$$D = \frac{0.541E_0 - 0.133}{\rho} \tag{3.21}$$

当 0.15 MeV＜E_0＜0.8 MeV 时，有

$$D = \frac{0.407E_0^{1.38}}{\rho} \tag{3.22}$$

当 E_0＜0.15 MeV 时，可以不考虑 β 射线的外照射防护。

在式（3.21）、式（3.22）中，E_0 为 β 射线的最大能量，单位为 MeV；ρ 是所选用屏蔽材料的密度，单位为 g/cm^3；D 为所需屏蔽材料的线性厚度，单位为 cm。

一般为了方便操作，屏蔽多使用厚度为 1.0～1.5 cm 透明的有机玻璃板（密度约为 1 g/cm^3）进行屏蔽防护。

（3）γ射线的防护

γ射线穿透能力很强，因此对 γ 射线的外照射防护尤为重要。用作 γ 射线的屏蔽材料，一般为高原子序数的物质，如铅砖、混凝土等。

γ射线屏蔽厚度的计算：

γ射线因其与物质发生作用的状况不同，而分为窄束和宽束 γ 射线。需要说明的是在整个计算中都将 γ 源视为点源。

① 计算窄束 γ 射线屏蔽的厚度：所谓窄束 γ 射线是指这样一种情况，即在物质中只要入射光子经受一次相互作用（光电效应、康普顿散射、电子对效应），就认为该光子从射线束中消失。窄束 γ 射线穿透介质时是按指数规律衰减的

$$I = I_0 e^{-\mu x} \tag{3.23}$$

式中，I_0 为入射光子束强度；I 为经厚度为 x 的吸收体后的 γ 光子束的强度；μ 为吸收体的线性减弱系数，因为 μ 已知并可查，所以通过上式不难算出 x。

另一种较为方便的计算窄束 γ 射线屏蔽厚度的方法叫作半厚度值法，这种方法的步骤如下

（a）在表 3.11 中，根据 γ 射线的能量查出选用的屏蔽材料的半减弱厚度值（$\Delta_{1/2}$），也可利用下式来计算：

$$\Delta_{1/2} = \frac{0.693}{\mu} \tag{3.24}$$

（b）根据要求算出减弱倍数

$$\left(K = \frac{I_0}{I}\right)$$

（c）由减弱倍数（K），再通过下式求得半厚度数（n）

$$K = 2^n \tag{3.25}$$

（d）则屏蔽厚度（d）的近似值，可通过下式算得

$$d = n \times \Delta_{1/2} \tag{3.26}$$

表 3.11　几种材料的半减弱厚度值（$\Delta_{1/2}$）

窄束 γ 射线能量（MeV）	屏蔽材料（cm）			
	水	水泥	钢	铅
0.5	7.4	3.7	1.1	0.41
0.6	8.0	3.9	1.2	0.49
0.7	8.6	4.2	1.3	0.59
0.8	9.2	4.5	1.4	0.70
0.9	9.7	4.7	1.4	0.80
1.0	10.3	5.0	1.5	0.90
1.1	10.6	5.2	1.6	0.97
1.2	11.0	5.5	1.6	1.03
1.3	11.5	5.7	1.7	1.10
1.4	11.9	6.0	1.8	1.20
1.5	12.3	6.3	1.9	1.20

② 计算宽束 γ 射线屏蔽的厚度：在辐射防护中经常发生的是宽束的情况，即 γ 射线在物质中与物质作用大于一次，这样的 γ 射线称为宽束 γ 射线。

宽束 γ 射线的衰减规律为

$$I = BI_0 e^{-\mu x} \tag{3.27}$$

式中，B 称为积累因子，是一个描述散射光子和湮没光子影响的物理量，积累因子 B 为在物质中所考虑的那一点光子的总计数与未经碰撞的光子计数之比，即

$$B = \frac{N}{N_{未碰撞}} = \frac{N_{未碰撞} + N_{散射}}{N_{未碰撞}} = 1 + \frac{N_{散射}}{N_{未碰撞}} \tag{3.28}$$

式（3.28）中，$N_{散射}$ 为在物质中所考虑的那一点的散射光子的计数率；$N_{未碰撞}$ 为在物质中所考虑的那一点的未经碰撞的光子的计数率；N 为在物质中所考虑的那一点的光子的总计数。

式（3.28）表明，积累因子 B 的大小反映了在物质中所考虑的那一点散射光子数对总光子数的贡献。积累因子 B 的数值主要与射线能量、介质种类和厚度等因素有关。积累因子 B 总是大于 1 的（在理想窄束条 $N_{散射} = 0$，$B = 1$）。

不同的辐射量和屏蔽材料积累因子也不同。在屏蔽设计工作中，积累因子是必须考虑

的重要因素。实际工作中,对于各种材料和各种入射光子能量下的积累因子(B)均已计算出系统的结果,即可通过查表法获得 B 值。最常见的列表是纵列为 γ 射线的能量,横列为屏蔽介质厚度 μx 所对应的照射量积累因子。只要已知 γ 射线的能量以及所用介质的厚度,乘以介质的线性衰减系数算出 μx 值,便能从表中直接查出积累因子 B(见附录1)。

对于屏蔽 γ 射线(点源)的吸收介质的选择和厚度(d)的确定,需根据实际情况和辐射防护标准要求通过使用公式(3.27)计算出来。

为了方便,已有人计算了宽束情况下,各种能量(E)的 γ 射线,不同的衰减倍数(K)及一些常用屏蔽材料所需的屏蔽厚度(d),列成表格(附录2)或画成曲线,直接从中查出。

具体方法如下:

（a）根据要求计算减弱倍数(K);

（b）由物理常数表查出 γ 源的能量(E);

（c）在有关防护书中或附录2中直接查得屏蔽材料的厚度。

例 3.1 因防护需要,将某钴 60 源附近的照射量率由 200 μR/s 降到 2.5 μR/s 问所需的铅屏蔽厚度是多少?

解一 将此源 γ 射线看成窄束 γ 射线;

由表 3.11 中查出或利用(3.15)式算出半减弱厚度值($\Delta_{1/2}$)约为 1.07 cm;

根据要求计算减弱倍数(K)

$$K = \frac{X_0}{X} = \frac{200}{2.5} = 80 \text{(倍)}$$

利用公式 $K = 2^n$ 计算出半厚度数(n)

$$n = \frac{\ln K}{\ln 2} \approx 6.5$$

计算屏蔽厚度

$$d = \Delta_{1/2} \times n = 1.07 \times 6.5 \approx 7 \text{(cm)}$$

解二 将此源 γ 射线看成宽束 γ 射线

根据要求计算减弱倍数 K:

$$K = \frac{X_0}{X} = \frac{200}{2.5} = 80 \text{(倍)}$$

由物理常数表查出 ^{60}Co 所发射的 γ 射线的能量(E)为

$$E = 1.25 \text{ MeV}$$

从附录3或其他防护手册中可直接查得所需的铅屏蔽厚度为 8.25 cm。

3.5　放射性污染的清除和废物处理

3.5.1　放射性污染的清除

在开放型放射性实验室中,因为使用需要,经常不可避免地会使一些实验用品沾染上放射物。同时也可能因为操作不慎或不当而造成放射性物质溅出、泼翻等事故。如何正确去除放射性沾污是放射性实验室管理的一项基本内容。

放射性污染机制一般认为有以下三种：

① 机械吸附是由于设备的表面粗糙有裂缝、微孔等缺陷，使放射性物质机械地吸附或沉积；

② 物理吸附是由于静电吸引使微量放射性尘埃吸附在物体表面；

③ 化学结合是被污染物与放射性物质发生化学反应，这可能使放射性物质与被污染物结合更加牢固，如离子交换、同位素交换等都是这类污染。

不同的放射性物质和污染物所采用的去污方法和去污剂也不同，但无论如何尽可能快地进行去污是必要的。常用的去污剂有表面活性剂（如肥皂、洗衣粉等）、酸类溶剂（如 1 mol/L 的盐酸、5%的硝酸、酒石酸、5%～10%柠檬酸、洗液、3%硼酸等）、碱性去污剂（如5%的碳酸钠、10%氨水、5%氢氧化钠等）、氧化剂（如饱和高锰酸钾溶液、过氧化氢等）和络合剂（如 0.5% EDTA-Na）。

1. 常用的去污方法

无论发生哪一类的污染，首先需采取适当的方法控制污染范围的扩大，再在污染处作出明显的标志，及时选择适当的去污方法进行去污。下面介绍几种常用的去污方法。

（1）手及皮肤的去污

应尽快用水冲洗，然后用软毛刷和肥皂反复刷洗，直到放射性不超过允许水平，最好能清洗到本底水平。若经反复清洗仍不能达到目的，则可根据情况适当采取其他方法进行去污，如可将污染处的手和皮肤浸于饱和的 $KMnO_4$ 溶液1～2 min，水洗后再浸入新配制5%的 $NaHSO_3$ 中脱色，最后再用水清洗。根据污染的放射性核素性质不同，还可以使用温热的稀酸，如果污染的是金属离子，可用 5%的 EDTA 等洗涤。

需要注意的是：使用酸洗涤时，其浓度不能大于 3 mol/L，不能使用如酒精、乙醚、氯仿等有机溶液，因为这些物质可能导致皮肤干裂或增加渗透性，而将放射性物质引入体内。当^{32}P 污染时，一般认为不能用肥皂洗，因为^{32}P 能与肥皂中的某些金属形成难溶解的磷酸盐沉淀，反而不易洗脱。在清洗手和皮肤的过程中不要用力过猛，尽量保护表皮角质层，以防渗透性增加。

（2）实验用品的去污

在进行开放型放射性实验时，由于实验的需要，一些实验用品可能会受到放射性污染，在去除污染时要注意以下两个方面：首先要及时去污，其次应尽量减少放射性废物的产生，一旦产生，需按照放射性废物处理办法进行处理。一般常用的实验用品的去污方法、去污剂的选择等已制成表格（表 3.13）可供参考。

表 3.13 常用实验用品的去污

表面	去污剂	去污方法
玻璃器皿和瓷制品	铬酸混合液 盐酸柠檬酸	将器皿放入盛有 3% 的盐酸和 10% 的柠檬酸溶液中浸 1 h 后,取出放到盛水的容器中洗涤,再在洗液中浸泡 15 min,最后夹出用水冲洗
金属器具	肥皂洗涤剂 枸橼酸钠 EDTA 氢氧化钠	使用这些去污剂对金属器皿进行一般清洗,或者将金属器具放在超声清洗机中清洗。用超声波清洗有缝隙、多孔性、光洁度要求高的被污染表面,尤其有效
	柠檬酸 稀硝酸	对于不锈钢器皿,先置于 10% 的柠檬酸液中浸 1 h,再用水冲洗,然后再在 10% 的硝酸中浸 2 h,用水洗涤
瓷砖	柠檬酸铵	用 3% 的柠檬酸铵清洗
	盐酸	用 10% 稀盐酸清洗
	EDTA 磷酸钠	用 10% 的水溶液擦洗(宜用于局部去污)
	柠檬酸铵 加 EDTA	用煤油等有机溶剂稀释柠檬酸铵处理
塑料制品	洗涤剂	用水、肥皂、洗衣粉等,去污效率可达 90%,进一步可用稀盐酸和柠檬酸溶液浸洗,再用水冲洗

(3) 实验台面、墙面、地面的去污染

开放型放射性实验室遭受一定水平的表面污染是不可避免的,在国家防护标准规定以内(见表 3.14)的污染水平可以不必去污。

表 3.14 放射性物质污染表面限值

表面类型		α 放射性物质(Bq/cm²)		β 放射性物质(Bq/cm²)
		极毒性	其他	
工作台、设备、墙壁、地面	控制区*	4	4×10	4×10
	监督区	4×10^{-1}	4	4
工作服、手套、工作鞋	控制区 监督区	4×10^{-1}	4×10^{-1}	4
手、皮肤、内衣、工作袜		4×10^{-2}	4×10^{-2}	4×10^{-1}

* 该区内的高污染子区除外

实验室表面超水平被污染的去污基本原则是:根据放射性核素及其标记化合物的物理化学性质,选择相应的溶剂进行清洗(如脂类用汽油或丙酮,无机盐用水或 EDTA 等)。如果上述方法未能达到要求,也可尝试使用其非放射性载体去污。如果污染强度不大,且半衰期较短,可通过加覆盖物的办法来处理(如再涂上一层漆、涂料或覆盖上一层塑料、铅等)。

对于强度大或半衰期长的污染,只能将污染处挖掉。

（4）防护手套去污

在进行开放型放射性实验时,应根据情况注意测量防护手套是否被污染。因为一旦手套被污染就有可能使移液器具等其他实验用品被污染。被污染的手套,先用肥皂、水清洗,如仍有污染再用 1% 的柠檬酸水冲洗,最后再用水清洗。清洗结束经检测已无污染后,擦干,手套可继续使用,如果仍有污染,将手套翻过来使其内面朝外,当放射性固体废物处理。

（5）工作服的去污

被污染的工作服可用肥皂或洗涤剂浸洗,再用水漂洗,也可用 1% 的柠檬酸水和 3% 的草酸浸洗。污染严重或不易去污的地方需将其剪掉,并当放射性固体废物处理。

3.5.2　放射性废物的处理

在进行放射性实验过程中所产生的放射性气体、液体和固体废物简称为放射性"三废"。在整个实验过程中应尽量减少放射性"三废"的产生,注意与非放射性废物区别放置,放射性废物还需分类摆放。

1. 放射性"三废"的标准

我国放射性防护标准规定的放射性废物的具体标准是:

① 含天然放射性核素,如铀、钍、镭等的废物,其比活性大于 3.7×10^3 Bq/kg 的废物;

② 含人工放射性核素,如 ^{198}Au,^{131}I 和 ^{60}Co 等的废物,分两种情况:当 $T_{1/2} < 60$ d 时,其比放射性大于该种核素露天水源限值浓度的 100 倍时,则当作放射性废物处置;当 $T_{1/2} > 60$ d,其比放射性大于该种核素露天水源限值浓度的 10 倍时,则当作放射性废物处置。各种核素在露天水源中的限值浓度见表 3.15。

表 3.15　放射性物质在露天水源中的导出限值和放射性工作场所空气中的导出限值

放射性核素		露天水源中的导出限值（Ci/L）	放射性工作场所空气中的导出限值（Ci/L）
名称	符号		
氚	^{3}H	3×10^{-7}	5×10^{-9}
碳	^{14}C	1×10^{-7}	4×10^{-2}
钠	^{22}Na	3×10^{-9}	9×10^{-12}
磷	^{32}P	5×10^{-9}	7×10^{-11}
硫	^{35}S	7×10^{-9}	3×10^{-10}
钙	^{45}Ca	3×10^{-9}	3×10^{-11}
铬	^{51}Cr	5×10^{-7}	2×10^{-9}
铁	^{55}Fe	2×10^{-7}	9×10^{-10}
	^{59}Fe	2×10^{-8}	5×10^{-11}
钴	^{60}Co	1×10^{-8}	9×10^{-12}
锌	^{65}Zn	1×10^{-8}	6×10^{-11}

放射性核素		露天水源中的导出限值（Ci/L）	放射性工作场所空气中的导出限值（Ci/L）
名称	符号		
锶	^{89}Sr	3×10^{-9}	3×10^{-11}
锶	^{90}Sr	7×10^{-11}	1×10^{-12}
钇	^{90}Y	6×10^{-9}	1×10^{-10}
钇	^{91}Y	8×10^{-9}	3×10^{-11}
锆	^{95}Zr	2×10^{-8}	3×10^{-11}
铌	^{95}Nb	3×10^{-8}	1×10^{-10}
钌	^{106}Ru	3×10^{-9}	6×10^{-12}
银	^{110m}Ag	9×10^{-9}	1×10^{-11}
碘	^{125}I	5×10^{-10}	8×10^{-12}
碘	^{131}I	6×10^{-10}	9×10^{-12}
铯	^{134}Cs	1×10^{-9}	1×10^{-11}
铯	^{137}Cs	1×10^{-9}	1×10^{-11}
铈	^{141}Ce	3×10^{-8}	2×10^{-10}
铈	^{144}Ce	3×10^{-9}	6×10^{-12}
钷	^{147}Pm	6×10^{-8}	6×10^{-11}
铕	^{154}Eu	6×10^{-9}	4×10^{-12}
金	^{108}Au	1×10^{-8}	2×10^{-10}
铊	^{204}Tl	2×10^{-8}	3×10^{-11}
钋	^{210}Po	2×10^{-10}	2×10^{-12}
氡	^{220}Rn	—	3×10^{-10}
氡	^{222}Rn	—	3×10^{-11}
镭	^{226}Ra	3×10^{-11}	3×10^{-14}
天然钍	Th	1×10^{-11}	2×10^{-15}
天然铀	U	0.1 mg/L 0.05 mg/L	0.02 mg/m^3 0.02 mg/m^3
镎	^{237}Np	9×10^{-10}	4×10^{-15}
钚	^{238}Pu ^{239}Pu	1×10^{-9} 1×10^{-9}	2×10^{-15} 2×10^{-15}
镅	^{241}Am	1×10^{-9}	6×10^{-15}
锔	^{244}Cm	2×10^{-9}	9×10^{-15}

2. 放射性固体废物的处理

在放射性实践中所产生的放射性固体废物,根据其半衰期长短及性质的不同有如下几种处理方法:

(1) 放置法

主要适用于短半衰期污染的放射性废物,根据核素的性质不同,并选用不同的屏蔽方法,分别储存,贴上标签。放置 10 个半衰期,经检测达到标准水平,则可按一般废物处理。

(2) 焚烧法

用于长半衰期放射性污染的可燃性废物的处理。使用这种方法的好处是可缩小放射性废物的体积,收集灰烬,再按深埋法处理。但需要注意的是焚烧也会产生放射性烟尘,所以使用焚烧法处理放射性废物须在专门的焚烧装置中进行,一般由专门的机构集中焚烧处理。

(3) 深埋法

对于半衰期长、强度大且不可燃的放射性废物,用此方法进行处理,但这也不能由使用放射物的个人和单位任意掩埋,须由专门机构集中处理。

(4) 动物尸体的处理

对于被短半衰期放射性核素污染的动物尸体,首先将其浸泡于甲醛溶液中,然后按"放置法"进行处理;对于被长半衰期放射性核素污染的动物尸体,有条件的地方可采用"焚烧法"进行处理,没有条件的地方也可将尸体浸泡于甲醛溶液中或立刻用水泥固化,再用"深埋法"进行处理。

3. 放射性废液的处理

放射性废液的产生,也是开放型放射性实验不可避免的。排放应按照"标准",做到排放的控制最优化。

排放必须获审管部门的批准,且排放不超过审管部门认可的排放限值(包括总量限值和浓度限值),用流量计和浓度监控设备监控排放量。

常用的方法如下:

(1) 稀释法

适用于低放射性废液的处理方法,即在每月排放的总活度不超过 10 倍的 ALI_{min}(职业照射年摄入量限值中的较小者),且每一次排放的总活度不超过 $1ALI_{min}$时,用大于 3 倍排放量的水进行稀释后可直接排入流量大于 10 倍排放剂量的普通下水道,每次排放做好记录。但低放射性废液最好先排入衰变池,即稀释又储存一段时间后,再向城市下水排放。

(2) 放置法

对于强度大、半衰期短、体积小的放射性废液,将废液存放在适当的容器中 10 个半衰期后,经检测达到排放标准后,再按稀释法处理。

(3) 凝集沉淀法

适用于高强度、长半衰期废液的处理。利用凝集剂,如硫酸钾铝、氢氧化铁、羟基氯化铝与溶液中放射性物质形成絮状沉淀,也可根据放射物的性质采用离子交换法或其他方法使放射性物质从溶液中析出。将高放沉淀部分当作固体废物以"深埋法"进行处理,液体低放部分可按"稀释法"进行处理。

（4）固化法

对于难以用"凝集沉淀法"沉淀的高放射性长半衰期的放射性废液可用水泥、沥青固化后，按固体废物处理。

4．放射性气体处理

开放型放射性操作中，可能产生放射性气体或气溶胶。所以，可能产生放射性气体的实验需在放射性实验室的通风柜中进行。当实验中产生的放射性气体超过国家规定的排放标准时，则需在排放前对放射性气体采取必要的过滤处理。常用的处理方法如下：

（1）大气稀释法

符合排放标准的放射性废气可直接从通风柜的出口排出，再利用大气无限稀释。

（2）过滤法

超标准的放射性废气在排入大气前，须经过滤装置"净化"。常用的过滤材料有滤纸、玻璃纤维、活性炭等。过滤材料需定期更换，换下来的材料按放射性固体废物处理。

（3）液体洗气法

超标准的放射性废气在排入大气前，须经水洗使气体中的放射性物质溶解或沉淀在水中，以达到"净化"废气的目的，由此产生的废水和沉淀分别按放射性废液和固体废物的处理方法处理。

总之放射性废物应妥善合理地处理，以保证放射性职业工作人员、相邻居民、广大公众及其后代的健康和安全。

第 4 章　放射性核素的生产与标记化合物的合成

　　1896 年贝可勒尔发现天然放射性,1934 年约里奥·居里夫人用 α 粒子轰击铝获得了第一个人工制备的放射性核素^{30}P,现在人们已可以采用各种方法生产人工放射性核素,这成为人类获取放射性核素的两大来源之一。

4.1　放射性核素的生产

　　天然放射性核素大多数是半衰期很长,并且在代谢和生理过程中不重要的重元素。而生物医学研究和放射性药物所需的是短半衰期、低能量、单一射线的放射性核素,因此目前在生物、医学中使用的放射性核素全部都是人工放射性核素。人工放射性核素的制备是通过用中子、质子等轰击稳定核引起核反应,使得原来稳定核转变为放射性核的过程。

4.1.1　反应堆生产放射性核素

　　多年来反应堆为生物和核医学研究和应用提供了大量的放射性核素,表 4.1 中列出了一些在生物、医学中常用的放射性核素和生产方法。

　　反应堆的堆心含有一定量的可裂变物质,目前大多数反应堆是以^{235}U 为核燃料的热中子堆。当用中子轰击^{235}U 时,铀核会发生裂变,同时放出 2~3 个中子,所放出的中子又会引起其他铀核的裂变,裂变不断继续下去,规模越来越大,这种反应叫作链式反应(见图 4.1)。核反应堆是一种用人工方法控制链式反应的装置(图 4.2)。

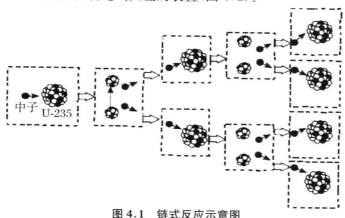

图 4.1　链式反应示意图

反应堆生产放射性核素是利用反应堆提供强大的中子束,这些中子轰击各种靶核,靶核俘获中子后,成为不稳定核,同时射出其他粒子(如 γ,p,α 等),所引起的核反应类型主要有 (n,γ)反应、(n,p)反应、(n,α)反应等。所以,反应堆生产的放射性核素又称为丰中子放射性核素。

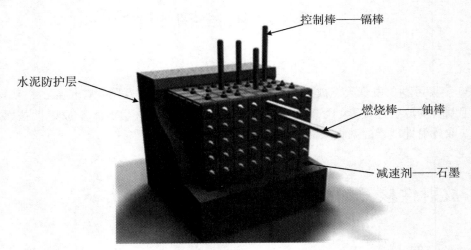

控制棒——镉棒
水泥防护层
燃烧棒——铀棒
减速剂——石墨

图 4.2　人工控制链式反应的装置

由(n,γ)反应生产的放射性核素,如^{24}Na($T_{1/2}=15.02$ h)的生产,其核反应方程式如下:

$$^{23}_{11}\text{Na} + ^1_0\text{n} \longrightarrow ^{24}_{11}\text{Na} + \gamma$$

从以上核反应方程式可见,反应物和生成物是同位素,具有相同的物化性质,因此很难将生成物从未反应的反应物中分离出来。所以用(n,γ)反应生产的放射性核素中混有同种稳定性的原料,故一般比放射性较低,通常也称之为有载体的放射性化合物。

不稳定的$^{24}_{11}$Na 很快进行核衰变,即核内一个中子转变为质子,同时发射一个 β^- 粒子,衰变成稳定性的核素$^{24}_{12}$Mg:

$$^{24}_{11}\text{Na} \longrightarrow ^{24}_{12}\text{Mg} + \beta^- + \bar{\nu} + Q$$

更好的方法是使靶核俘获中子以后发生核转变,即利用(n,p),(n,α),(n,d)等核反应生产放射性核素,其反应物经核反应后转变为另一种元素。常用的^{32}P,^{35}S,^{14}C 和^{3}H 等放射性核素都是用这类方法制备的,它们的核反应式及核衰变式如下:

$$^{32}_{16}\text{S} + ^1_0\text{n} \longrightarrow ^{32}_{15}\text{P} + ^1_1\text{H}$$
$$\searrow ^{32}_{16}\text{S} + \beta + Q$$

$$^{35}_{17}\text{Cl} + ^1_0\text{n} \longrightarrow ^{35}_{16}\text{S} + ^1_1\text{H}$$
$$\searrow ^{35}_{17}\text{Cl} + \beta^- + Q$$

$$^{14}_{7}\text{N} + ^1_0\text{n} \longrightarrow ^{14}_{6}\text{C} + ^1_1\text{H}$$
$$\searrow ^{14}_{7}\text{N} + \beta^- + Q$$

$$^{6}_{3}\text{Li} + ^1_0\text{n} \longrightarrow ^{3}_{1}\text{H} + ^4_2\text{He}$$
$$\searrow ^{3}_{2}\text{He} + \beta^- + Q$$

从以上反应式可见,反应物和生成物不是同种元素,故物化性质不尽相同,所以有办法将反应物和生成物分离,获得纯的生成物。用这类方法可制备出 100%含放射性核素的化合物(也称无载体的放射性化合物)。但是由于辐射分解问题(本章第 3 节将介绍),在实际情况中需把它们适当稀释保存。

表 4.1　用于生物和核医学中反应堆生产的放射性核素

放射性核素	衰变 方式	制备的核反应	靶核 天然丰度	σ_c (b)*
^{14}C	β^-	$^{14}N(n,p)^{14}C$	99.6%	1.81
^{24}Na	(β^-,γ)	$^{23}Na(n,\gamma)^{24}Na$	100%	0.53
^{32}P	β^-	$^{31}P(n,\gamma)^{32}P$ $^{32}S(n,p)^{32}P$	100% 95.0%	0.19 —
^{35}S	β^-	$^{35}Cl(n,p)^{35}S$	75.5%	—
^{42}K	(β^-,γ)	$^{41}K(n,\gamma)^{42}K$	6.8%	1.2
^{51}Cr	(EC,γ)	$^{50}Cr(n,\gamma)^{51}Cr$	4.3%	17
^{59}Fe	(β^-,γ)	$^{58}Fe(n,\gamma)^{59}Fe$	0.3%	1.1
^{75}Se	(EC,γ)	$^{74}Se(n,\gamma)^{75}Se$	0.9%	30
^{125}I	(EC,γ)	$^{124}Xe(n,\gamma)^{125}Xe \xrightarrow{EC} {}^{125}I$	0.1%	110
^{131}I	(β^-,γ)	$^{130}Te(n,\gamma)^{131}Te \xrightarrow{\beta} {}^{131}I$	34.5%	0.24

* 热中子俘获有效反应截面(注:数据来源于《核医学中的物理》)。

4.1.2　加速器生产放射性核素

加速器是用人工方法把带电粒子加速到较高能量的装置。这种装置可以产生各种能量的电子、质子、氘核、α 粒子以及其他一些重离子。利用这些被加速的带电粒子与物质相作用引起核反应生产放射性核素。

加速器的种类很多,有回旋加速器、直线加速器、静电加速器、粒子加速器、倍压加速器等。目前世界上的加速器大多是能量在 100 MeV 以下的低能加速器,其中大部分用于化学、放射生物学、放射医学的基础研究以及疾病的诊断和治疗等,且生产的放射性核素多为缺中子的放射性核素(表 4.2),以 $^{18}_9F$、$^{15}_8O$ 为例,它们的核反应式和衰变式如下:

$$^{18}_8O + {}^1_1H \longrightarrow {}^{18}_9F + {}^1_0n$$
$$\searrow {}^{18}_8O + \beta^+ (97\%)/EC(3\%) + Q$$

$$^{14}_7N + {}^2_1H \longrightarrow {}^{15}_8O + {}^1_0n$$
$$\searrow {}^{15}_7N + \beta^+ + Q$$

加速器生产的缺中子放射性核素有其独特的优点:

① 它们大多以发射正电子或电子俘获形式进行衰变,由于电子俘获发射低能光子及正电子与物质作用的特点,γ 照相机、正电子照相机、PET 等探测器对探针能够进行准确定位、

动态观察,并能获得高分辨率影像。

② 它们大多数是发射射线单一、能量小、寿命短的核素,这使得研究对象受辐射剂量小,易进行防护及核废物处理。

表 4.2   用于生物和核医学中加速器生产的放射性核素

放射性核素	衰变方式	制备的核反应	靶核天然丰度
^{11}C	β^+	^{10}B(d,n)^{11}C ^{11}B(p,n)^{11}C	19.7% 80.3%
^{13}N	β^+	^{12}C(d,n)^{13}N	98.9%
^{15}O	β^+	^{14}N(d,n)^{15}O	99.6%
^{18}F	β^+,EC	^{20}Ne(d,α)^{18}F	90.9%
^{22}Na	β^+,EC	^{24}Mg(d,α)^{22}Na	80.0%
^{43}K	(β^-,γ)	^{40}Ar(α,p)^{43}K	99.6%
^{67}Ga	(EC,γ)	^{68}Zn(p,2n)^{67}Ga	18.6%
^{111}In	(EC,γ)	^{109}Ag(α,2n)^{111}In ^{111}Ag(p,n)^{111}In	48.7% 12.8%
^{123}I	(EC,γ)	^{122}Te(d,n)^{123}I ^{124}Te(p,3n)^{123}I	2.5%
^{201}Tl	(EC,γ)	^{201}Hg(d,2n)^{201}Tl	13.2%

注:数据来源于《核医学中的物理》。

4.1.3   放射性核素发生器生产放射性核素

放射性核素发生器(亦称"母牛")是能从较长半衰期的母体核素中分离出其短半衰期的子体核素的一种装置。放射性核素发生器的命名是以其母子体核素或直接以子体核素来命名的,例如,母体为^{99}Mo,子体为^{99m}Tc 的装置就叫^{99}Mo-^{99m}Tc 发生器或^{99m}Tc 发生器。表4.3 列出了一些在核医学中常用的放射性核素发生器,它们也是短寿命放射性核素的一个重要来源。

表 4.3   一些医学中常用的"母牛"

放射性子体	衰变类型	$T_{1/2}$	放射性母体	$T_{1/2}$
^{68}Ga	β^+,EC	68 min	^{68}Ge	275 d
^{82}Rb	β^+,EC	1.3 min	^{82}Sr	25 d
^{87m}Sr	IT	2.8 h	^{87}Y	80 h
^{99m}Tc	IT	6 h	^{99}Mo	66 h
^{113m}In	IT	100 min	^{113}Sn	120 d

放射性核素发生器的构造因母体和子体核素分离方法的不同而有所区别。分离方法又是根据有利于母、子体核素的分离和对子体核素纯度等的要求来选择的。通常要求分离效果好、效率高、速度快、操作简便,在多次重复分离情况下得到的子体核素仍然具有较高的核纯度、放化纯度和放射性浓度以及适用的化学状态和稳定的化学组成。世界上已知的发生器有三种类型:

① 用离子色谱法分离母、子体的发生器称为色层发生器;

② 用溶剂萃取法进行母、子体分离的发生器称为溶剂萃取发生器;

③ 用升华法分离母、子体的发生器称为升华发生器。

目前放射性核素发生器是以采用离子色谱法作为分离方法最为常用,例如 ^{99}Mo-^{99m}Tc 发生器,^{99m}Tc 半衰期为 6 h,发射能量为 140 keV 的 γ 射线,γ 射线能被标记到多种显像剂上(图 4.3)。此发生器的基本部件是吸附柱(活性氧化铝柱,^{99}Mo 以 ^{99}MoO$_4$ 的形式吸附在柱上)、淋洗系统和用于保护工作人员的辐射屏蔽套。柱内生成的 ^{99m}Tc 不被活性氧化铝吸附,当加入适当的淋洗剂(如生理盐水)时,^{99m}Tc 便以 ^{99m}TcO$_4$ 的形式被淋洗出来,这个过程称为"挤奶",也即可达到从长半衰期的母体中分离短半衰期的子体的目的。一次洗脱后,母体要经过一段时间的衰变积累子体,才能进行再一次的洗脱。图 4.4 显示了在不同的时间间隔下,洗脱出的 ^{99m}Tc 的放射性强度。

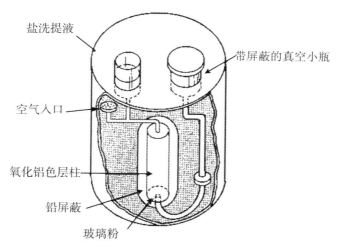

图 4.3　^{99m}Tc 色层发生器装置示意图
(基于《核医学中的物理》)

放射性母体和放射性子体依次衰变,即母体衰变成子体,子体进一步衰变成为稳定性核素。子体放射性的活度最初随时间增加而增加,当某一时刻,子体核素的增加速率为零时,此时子体的放射性活度达到最大值,即母、子体达到放射性平衡,达到放射性平衡所需要的时间与两核素的半衰期有关。当母体半衰期远远大于子体半衰期时,则形成长期平衡,否则形成暂时平衡。当母体的半衰期很长时,则在测量时间内,母体放射性活度基本上不变,子体的放射性生长在一定时间后(一般 $t \geq 5T_{1/2}$),子体和母体达到长期平衡,子体与母体的放射性强度相等。母、子体之间达到暂时平衡后,母、子体放射性活度之比为一常数。实际上暂时平衡和长期平衡之间没有严格界限,一般母体半衰期大于等于 100 倍子体半衰期时,即可作为长期平衡处理。

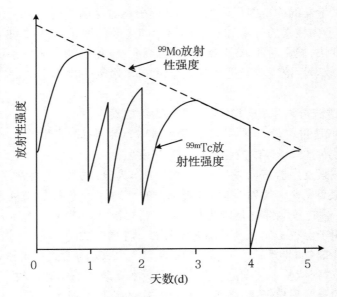

图 4.4 ^{99m}Tc 发生器在 **0,1,1.4,2 和 4 d** 洗提的生长和衰变

（基于《核医学中的物理》）

当子体被移出母体后，经过一个子体半衰期，子体的放射性增加到最大值的 50%；经两个半衰期，增长到 75%；到 5 个子体半衰期的时间，子体又生长至与母体平衡。当子体和母体达到暂时平衡时，子体将按母体的半衰期发生衰变，即子体核素的有效半衰期等于母体核素的半衰期。子体核素的放射性活度达到最大时所需要的时间为

$$t_m = \frac{1}{\lambda_2 - \lambda_1} \ln \frac{\lambda_2}{\lambda_1} \tag{4.1}$$

式中，一般使用子体的时间间隔为 t_m；λ_1，λ_2 分别为放射母体与放射子体的衰变常数。

4.2　放射性标记化合物命名与制备

放射性标记化合物是指用放射性核素取代化合物分子中的一个或几个原子（或基团），使之能被识别并可用作示踪剂的化合物。

目前放射性标记化合物作为示踪剂，随着分子生物学、药理学等学科研究的深入以及有机合成技术、分离技术、酶学等相关技术的发展，在品种和质量上都有了增加和提高。目前已成为商品的放射性标记化合物有一千多种。放射性标记化合物作为示踪剂已广泛应用于生物、医学、农业等领域。

4.2.1　标记化合物的命名与书写

1. 定位标记(用符号"S"来表示)

指标记核素局限于分子的指定位置上,如腺嘌呤-8-T(S),即表示氚原子是连接在腺嘌呤分子中的第 8 位碳原子上。在 ^{14}C 定位标记的分子中可省略书写符号"S"。

2. 均匀标记(用符号"U"来表示)

指放射性核素以统计学的均匀,分布在整个标记分子中,如葡萄糖-^{14}C(U),即表示 ^{14}C 在 6 个碳原子上的分布,具有统计学的均一性。

3. 全标记(用符号"G"来表示)

指放射性核素普遍地、不规则地分布在被标记分子中,如胆固醇-T(G),即表示胆固醇分子中所有的氢,都有可能被氚所取代,但由于各氢原子在分子中的结构位置不同,被氚取代的概率也不同。

4. 名义上的定位标记(用符号"N"或"n"来表示)

指未能确定放射性核素是否局限在分子中指定的位置上。

4.2.2　放射性标记化合物的制备

我们知道同一元素的不同核素有着相同的化学性质,因此用放射性核素取代分子中同种元素的非放射性同位素。合成含有放射性核素的标记化合物作为探针对于生物医学研究和临床应用等都有着重大作用。尽管目前已有很多商品化的标记化合物出售,但种类还是很有限的,常常还需自行制备特定的标记化合物。

在设计放射性标记化合物合成方案时,要注意如下几个方面:

① 尽量选择合适的放射性标记核素,它应具有合适的半衰期、低能单一的射线、生物毒性小的特点;

② 由于放射性核素价格昂贵,所以在制备过程中应考虑充分利用它们;

③ 合成中必须将放射性核素引入到化合物稳定或指定的位置上去;

④ 合成步骤应尽量少,且尽可能晚地将放射性核素引入反应;

⑤ 合成过程中应避免引入不必要的载体,标记化合物应具有较高的比活度。

放射性标记化合物的制备方法主要有三类:化学合成法、生物合成法和同位素交换法。

1. 化学合成法

化学合成法是运用普通的化学反应原理,将放射性核素引入到所需标记的化合物中。这种合成法的特点是所合成的标记化合物多是定位标记,且比活高、纯度好,但往往步骤更多,制备出的标记化合物常是 D,L 旋的标记化合物,目前它仍是制备标记化合物的最主要的方法。

下面以生物医学中常用的放射性核素^{14}C，^{3}H，*I 为例介绍它们的化学合成途径。

(1) ^{14}C 标记化合物的化学合成

碳-14 标记化合物的合成主要是以 $Ba_2{}^{14}CO_3$ 为原料，再制得 $^{14}CO_2$，$K^{14}CN$ 和 $Ba^{14}C_2$ 等"钥匙"化合物，然后通过增长碳链或环化制备更复杂的标记化合物（图 4.5）。

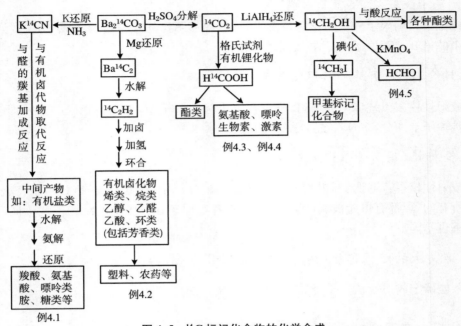

图 4.5　^{14}C 标记化合物的化学合成

例 4.1　3-^{14}C-β-丙氨酸的合成。

$$Ba^{14}CO_3 \xrightarrow{K还原，NH_3} K^{14}CN \xrightarrow{ClCH_2COOH} N^{14}CCH_2OOK \xrightarrow{H_2，N_2，NH_3，NaOH} H_2N\,{}^{14}CH_2\text{-}$$
$$CH_2COOH$$

例 4.2　^{14}C-六六六（U）的合成。

$$Ba^{14}CO_3 \xrightarrow{Mg} Ba^{14}C_2 \xrightarrow{H_2O} {}^{14}C_2H_2 \xrightarrow{催化剂} C_6H_6 \longrightarrow {}^{14}C\text{—}U \xrightarrow{Cl_2} {}^{14}C_6H_6Cl_6$$

例 4.3　1-^{14}C-α-氨基酸的合成。

$$^{14}CO_2 \xrightarrow{RMgI，水解} R^{14}COOH \xrightarrow{Cl_2，红磷} RCClH^{14}COOH \xrightarrow{氨解} RCH^{14}C(NH_4)OOH$$

例 4.4　2-^{14}C-腺嘌呤的合成。

例 4.5　2-^{14}C-α-氨基酸的合成。

$$R—^{14}CH_3OH \xrightarrow{\text{中性 KMnO}_4} R^{14}CHO \xrightarrow{\text{HCN}} R—^{14}CH(OH)CN \xrightarrow{\text{氢化}} R—^{14}CH(NH_2)CN$$

$$\xrightarrow{\text{H}^+,\text{水解}} R—^{14}CH(NH_2)COOH$$

（2）氚标记化合物的化学合成

用化学合成法制备氚标记化合物是重要且成熟的方法。选用适当的前体化合物，用氚体、氚化硼钠或氚化锂铝作为还原剂，可制备定位标记的高比活度的氚标记化合物，途径有以下 3 个：

① 催化加氚反应：将一些含双键或三键的不饱和有机化合物溶在适当溶剂中，在催化作用下，打开双键或三键进行加氚反应，其通式如下：

$$RCH{=}CH_2 \xrightarrow[\text{催化剂}]{T_2} \underset{\underset{T}{\mid}\ \underset{T}{\mid}}{RCH{-}CH_2}$$

通常用二氧六环或冰乙酸作为溶剂，用钯-碳作为催化剂。

例 4.6　甲基-T-胸腺嘧啶的制备。

② 卤氚置换反应：在催化剂存在下，氚能与有机化合物中卤素发生置换反应，从而获得氚标记化合物，其通式为

$$RX + T_2 \xrightarrow[\text{碱性溶液}]{\text{催化剂}} RT + TX$$

通常反应在碱性介质中进行，因为碱性环境能削弱生成物卤化氚对催化剂的毒化作用。

例 4.7　5-T-尿嘧啶的制备。

③ 催化金属还原反应：氚化锂铝或氚化硼钠等与有机化合物混合发生还原反应，可制备一系列有机氚标记化合物，其通式为

$$R-\overset{\overset{\displaystyle O}{\|}}{C}-R \ +NaBH_5T \longrightarrow R-\overset{\overset{\displaystyle OH}{|}}{\underset{\underset{\displaystyle T}{|}}{C}}-R$$

例4.8　7-T-去甲肾上腺素的制备。

$$HO-\overset{HO}{\diagup}\!\!\!\!\!\!\!\!\!\!\!\!\!\!\!\bigcirc\!\!-COCH_2NH_2 \cdot HCl \ +NaBH_5T \longrightarrow HO-\!\!\bigcirc\!\!-\overset{\overset{\displaystyle OH}{|}}{\underset{\underset{\displaystyle T}{|}}{C}}CH_2NH_2 \cdot HCl$$

去甲肾上腺素铜   7-T-去甲肾上腺素

（3）放射性碘标记的化学合成

大多数生物大分子中并不含有碘，但由于碘原子具有高度的化学活性，所以 $^*I$ 很容易用置换法取代肽链上的酪氨酸苯环和组氨酸咪唑环上的氢原子，而获得放射性碘标记化合物。

其标记方法通常是将 I^- 氧化成 I° 或 I^+，由于被氧化的碘离子是亲电子基，所以它攻击的对象是电子云密度大的碳上的氢。常用的氧化剂有 H_2O_2、ICl、氯胺-T（甲基磺酰氯胺钠）、乳过氧化酶和葡萄糖氧化酶等。

例4.9　甲胎蛋白（AFP）的放射性碘标记。

利用氯胺-T 作为氧化剂，化学合成 ^{125}I-AFP，其氧化反应及碘代反应如下：

氧化反应：

$$CH_3-\!\!\bigcirc\!\!-SO_2 \cdot N \cdot NaCl + 2\,^{125}I^- \longrightarrow CH_3-\!\!\bigcirc\!\!-SO_2 \cdot N \cdot Na^+ + Cl^- + {}^{125}I_2$$

碘代反应：

$$HO-\!\!\bigcirc\!\!-CH_2 \cdot CH-CO- + 2\,^{125}I_2 \longrightarrow HO-\overset{^{125}I}{\underset{^{125}I}{\bigcirc}}-CH_2 \cdot CH-CO-$$
$$\underset{NH_2}{} \qquad\qquad\qquad\qquad\qquad \underset{NH_2}{}$$
$$+2H^+ + 2\,^{125}I^-$$

碘化标记反应一般在通风橱中进行，应使总反应体积尽量小，Na^*I 的比活度需大于 40 mCi/mL。反应物的用量及反应时间因具体标记对象及实验目的而异。一般的实验步骤如下：

①　5 μg 蛋白质（5 μL）和 1～5 mCi 无载体 Na^*I（10～50 μL）与 pH 7.5 的 10～50 μL 的磷酸钠缓冲液混合；

②　在①中加入 10～20 μL 溶于 0.05 mol/L 磷酸钠缓冲液的氯胺-T 5 μg，一般搅拌 1 min；

③　在②中加入 100 mg 焦亚硫酸钠（$Na_2S_2O_3$）水溶液（至少 0.5 mL），终止反应；

④　根据所标记蛋白质分子量大小选择分子筛（Sephadex-G50、G15 等），将已标记的 $^*I$-protein 和游离 $^*I^-$ 分离，在分离前，先向分子筛中加入 KI（0.1 mg）、清蛋白（1 mg），防止非特异性吸附。

（4）放射性磷标记的化学合成

为了在体外标记 DNA，必须有放射性的核苷酸。下面以 γ-^{32}P-ATP 为例介绍放射性磷的化学合成。

例 4.10 γ-^{32}P-ATP 的制备。

磷酸 甘油醛-3-磷酸 1，3-二磷酸甘油酸 3-磷酸甘油酸

甘油醛-3-磷酸脱氢酶 3-磷酸甘油酸激酶

腺二磷ADP γ-^{32}P-腺三磷ATP

2. 生物合成法

生物合成法是利用动物、植物、微生物或酶的生理代谢过程,在化合物中引入放射性核素而制得所需的标记化合物。用此方法制备的标记化合物结构复杂,且具有很好的生物活性,可以准确地制备出某种具有生理活性的旋光异构体,但所制备的放射性标记化合物的比放射性低,并且标记位置不确定。

例 4.11 ^{14}C 生物合成多种放射性标记化合物。

将一植物放在充满^{14}CO$_2$的密闭室内,用强光照射进行光合作用,一段时间后就可从植物中获得^{14}C 标记的葡萄糖、淀粉、氨基酸、蛋白质等标记化合物。

例 4.12 ^{35}S 用生物合成法标记酵母细胞内蛋白质。

接一单菌株到含 1% 葡萄糖 的 YP 培养液中,28 ℃培养过夜,取 0.1 mL 转接到含 2% 半乳糖的 YP 培养液中,28 ℃培养两天。离心获菌体,并将其悬浮在 1 mL 的 LSH(2%半乳糖,0.005%腺嘌呤,0.005%赖氨酸,PH6)中,30 ℃保温 2 h,然后向其中加入 0.1 mL 放线菌酮(6 mg/mL),10 min 后再加入 15 μL 的^{35}S(25 μCi/μL),继续保温 1 h。2 000 转/分离心 5 min,收集细胞,加入少量 MTE(甘露醇 45.54 g,Tris 2.42 g,EDTA 0.372 g,水 1.0 L,PH7.5)重悬菌体,超声破碎细胞,2 000 转/分离心 10 min,取上清,11 000 转/分离心 20 min,去上清,冰冻保存蛋白沉淀待用。可用液闪或放射自显影确定^{35}S 标记蛋白质情况。

3. 同位素交换法

利用同一元素的放射性核素与非放射性核素之间的交换反应来制备所需要的标记化合物,其通式表示如下

$$A\,^*Z + BZ \Longrightarrow AZ + B\,^*Z$$

此方法较化学合成法步骤少、方法简单,但标记位置不易控制,且产品难以分离纯化,所以产品的比活度低。其主要方法有气体曝射法和催化交换法。

（1）气体曝射法

该方法最早是 1957 年由魏兹巴赫（Wilzbach）首先采用的。即将需要标记的有机化合物置于比活度很高的氚气中,密封放置一段时间（几天或几星期）,则氚气中的氚与有机化合物中的氢发生交换反应,制得氚标记化合物。

例 4.13　四环素在氚气中曝射 15 d,就可获得氚标记的四环素,若曝射时附加微波放电等外部激发条件,可缩短标记时间,提高氚化效率。

（2）催化交换法

将欲标记的有机化合物和催化剂（Pd-C 等）置于溶剂中,通入氚气,或溶于氚化溶剂（如氚水或 70% 氚化乙酸）、放射性碘化溶剂等中,室温搅拌数小时后,放射性核素与其有机化合物中的非放射性核素发生交换,即可得到氚或其他放射性标记的化合物。

例 4.14　T-黄杨木生物碱 I 的制备。

$$黄杨木生物碱 I \xrightarrow[5\%\,Pd\text{-}C]{T_2(C_2H_5OH)} T\text{-}黄杨木生物 I$$

例 4.14　^{123}I-6-碘甲基-19-去甲胆固醇的制备。

$$6\text{-}碘甲基\text{-}19\text{-}去甲胆固醇 + Na^{123}I \xrightarrow[苯并 12\text{-}冠 4]{催化剂} {}^{123}I\text{-}6\text{-}碘甲基\text{-}19\text{-}去甲胆固醇$$

4.3　标记化合物的质量控制

必须对制备好的化合物的质量进行鉴定,以确定其是否符合规定。体内用与体外用标记化合物的质量要求指标不尽相同。

体内用标记化合物除必须进行物理、化学测量和鉴定外,还必须根据我国药典的规定项目进行生物学方面的测量和鉴定。

4.3.1　物理检验

1. 形状检查

这项质量控制主要观察标记化合物的外观（如透明度、颜色、颗粒大小等）。真溶液中不应有颗粒状物质。一般的静脉注射药物是无色透明液体,也有乳白色等其他颜色的,任何颜色和透明度上的偏差都是不允许的。胶体或悬浮液中的胶体或颗粒大小必须符合相关规定。

2. 放射性核纯度

放射性核纯度是指放射性标记化合物所标记的放射性核的放射性占样品总放射性的百分比。可通过测量放射性的半衰期和核衰变射线能谱对放射性核的纯度进行检测。因为每种放射性核素衰变时都会释放出具有自己特征的射线能谱,具备特有的衰变常数,所以根据半衰期的大小和所测得能谱的情况,可检验出所标识的放射性核素核的纯度。

3．放射性活度和比活度

生物医学中使用放射性标记化合物多用于示踪,示踪周期的长短、给药方式、放射性的半衰期决定了所需的给药量,所以确定放射性标记物的活度和比活度是必需的。

4.3.2　化学检验

1．pH 和离子强度

放射性药物的 pH 一般要求与体液的 pH 一致,或按照要求有一定的变动。另外,为了保证放射性药物的等渗性和稳定性,放射性药物需要有适当的离子强度。所以 pH 和离子强度是放射性药物质量控制指标。

2．化学纯度

化学纯度是描述放射性标记化合物中指定化学成分的重量在样品中所占的含量。化学纯度检查方法除了采用如沉淀、萃取、蒸馏和离子交换等一般的化学方法外,还可用发射光谱分析、红外光谱分析等方法。

3．放射化学纯度

放射化学纯度是指放射性标记化合物在特定化学状态中占样品总放射性百分比,一般要求大于 95%。对放射性标记化合物放射化学纯度的测定常采用高效液相色谱(HPLC)、纸层析法、柱层析法、电泳等方法。

化学纯度与放射化学纯度的区别在于,在某一个放射性样品中,放射性标记化合物的化学成分与普通样品相同,所以放射化学纯度不仅与化学成分有关,也与放射性有关。例如:用氚气曝射法制备的^{3}H-胸腺嘧啶,它的化学纯度可以是 99%,而它的放射性化学纯度只有10%,也就是说仅有 1% 的化学杂质却占有了 90% 的放射性。

4.3.3　生物学检验

1．无菌

在放射性药物制备过程中,细菌和其他微生物的污染是随时可能发生的。所以制备放射性药物时常用的灭菌方法是对所有制备材料和溶液高压灭菌或用0.22 μm微孔滤膜器过滤。

2．无致热原

体内放射性药物应该是无致热原的。致热原可以是糖胺聚糖或微生物代谢产生的蛋白(也称内毒素),也可以是某些化学物质和产品材料。致热原反应发生于给药后几十分钟到几小时,表现为发热、寒战、恶心、呕吐等。目前还没有有效的办法除去药物中的致热原,只能通过严格无菌操作来预防。

3. 体内分布试验

药物的体内分布是指药物经吸收进入血液,通过血液和各组织间的屏障,转运至各组织的现象。药物向组织的转运,不仅对发挥疗效,而且对用药的安全(如药物是否蓄积在组织中)也起着重要作用。

4. 生物毒性试验

药物的毒性反应是对人体有较大危害性的一种药物不良作用。为了确保用药安全,放射性药物在获准临床使用以前,必须对它的毒性效应进行评价。放射性药物还存在射线引起的辐射安全问题,其评价指标为医用内照射剂量,其值必须低于国家相关法规规定的限值。

4.4　标记化合物的自分解及其机制

上一节中提到,放射性核素应标记到化合物中稳定的位置上。但标记化合物的稳定性除了取决于化合物本身性质外,还会因标记核素放出射线而产生辐射自分解。

4.4.1　辐射自分解机制

辐射自分解效应可归纳为以下 3 类:

(1) 初级内分解

初级内分解是指标记化合物由于其中放射性核素的衰变而产生的辐射分解效应。

例如,放射性 ^{14}C 的衰变产物是 ^{14}N,所以 ^{14}C-乙烷总是由于 ^{14}C 的核衰变不断地生成甲胺。

$$CH_3{}^{14}CH_3 \longrightarrow CH_3NH_3 \longrightarrow CH_3NH_2$$

(2) 初级外分解

初级外分解是指标记化合物中的放射性核素放出的射线直接作用于化合物分子,引起化合物化学键断裂,产生的辐射分解效应。

由此可生成一系列的化学杂质和放射性杂质,辐射外分解的严重程度与放射性比活度有关,比活度越大分解作用越明显。

(3) 次级分解

次级分解是指在标记化合物中由于上述两种分解产生的一系列活性游离基团(如 $HO^{\cdot},H^{\cdot},O^{\cdot}$ 等)再与标记化合物作用,而使标记化合物分解。

4.4.2　减少辐射自分解的方法

1. 在实验设计允许的情况下,降低标记化合物的比活度

因为标记化合物的比活度越高,标记分子越浓集,初级外分解也就越严重。所以,可根据需要适当稀释标记化合物。可采用同种的非放射性化合物进行加载体稀释,也可使用其他的稀释剂。

2. 避免引入不必要的杂质

因为杂质(如化学杂质、微生物等)不但能导致标记化合物的放化纯度降低,而且可能给标记化合物带来新的氧化、水解等分解产物及微生物代谢产物,引起标记化合物产生次级分解(化学分解、微生物分解等)。

3. 添加游离基清除剂

在标记化合物中加入适当能与游离基反应的化学物质,可达到阻止游离基与标记化合物作用的目的。这类化学物质称为游离基清除剂,例如少量乙醇(1%～3%)是有效的游离基清除剂,并容易从溶液中除去。但需注意,各种标记化合物的物理、化学性质不同,所以使用哪种清除剂需根据具体情况来定,不能随意使用。

4. 保存在深度冷冻

温度降低,标记化合物中所有分子和离子的运动速度也降低,它们之间的相互作用机会减少,则初级外分解和次级分解的速度也降低。但应注意的是,当温度缓慢降低至冰点时,标记分子反而会聚集,使得初级外分解速度加快。只有快速降温至 $-140\ ℃$ 以下时,标记分子才能保持分散和均相。例如甲基-^{3}H-胸腺嘧啶在 $2\ ℃$ 储存 5 周分解 4%,而在 $-20\ ℃$ 储存 5 周分解 17%。

5. 尽量避光和隔绝空气

标记化合物储存时应注意避光和隔绝空气以减少杂质产生。

第 5 章　放射性核素在生物和医学应用中的相关技术

生命科学的发展同物理学往往有着紧密联系。这种联系伴随着人员、思想、仪器和技术的广泛交流而发生，比如显微镜、X 光机、离心机、计算机断层等源于物理学发展而出现在生物实验室和医院里的仪器就是最好的证据。但是要看到这种联系绝不仅发生在精密仪器上，思想的交流也是一个很重要的方面。最著名的例子来自薛定谔（Erwin Rudolf Schrodinger）在他的《生命是什么？》一书中将量子物理方法应用于生物学，是第一个假设基因作为一种生物学实体而存在（此前孟德尔（Gregor Mendel）的实验从逻辑上说明了基因的存在），并且估计了它们的大小的人。正是他的思想引导了 James Watson 和 Francis Crick 进入对遗传和 DNA 分子结构的研究。

反过来，对生物医学的兴趣激发了人们对 X 光这一物理现象的研究欲望。如果说伦琴最早的那篇发表于 Wuerzburg 医药生理协会学报上的文章《新的射线》还没有引起人们足够的兴趣的话，出现在许多报纸上的那幅伦琴妻子手的 X 光照片则在几星期内轰动了世界，尽管关于这种新射线的性质在当时还不清楚。后来，第一个放射生物实验由法国的 Pierre Curie 完成。为了测试贝可勒尔提到的将放射性物质放在口袋里会导致皮肤溃烂和红肿这一现象是否由放射性引起，他完成了一系列实验并于 20 世纪初向法国科学院汇报了放射性导致蝌蚪胚胎异常的现象。这是第一个关于离子辐射对胚胎发育影响的报道，而这在广岛、长崎的核爆后越发受到关注。

生物学中有一个很强大的工具——放射性示踪技术，其发明无疑要归功于 G. de Hevesy。他第一个使用天然和人造放射元素作为标记，来研究生物系统中稳定元素的代谢途径。据说他曾经在餐馆用餐后将放射性物质放入自己的剩菜中，然后第二天再次来到这家餐馆用盖格计数器测试刚给他端上来汤的放射性（这个举动在今天绝对会进监狱）。尽管这个轶闻无法得到考证，但是毫无疑问放射性示踪技术对后来的生物学发展起到了不可估量的推动作用。

在生物学研究中，放射性同位素被用来分析 DNA 序列，筛选同源染色体。这些相关应用在后文将有所阐述。

在核医学中，多种放射性标记的化合物被发展出来以特异性地结合上人体内特定的器官。通过测量吸收和分泌，可以确定器官的功能状况。医学影像成像模式大体可分为两大类，即解剖成像和功能成像。解剖成像主要描述人体形态信息，以 X 射线放射影像为代表；功能成像主要描述人体代谢信息，以放射性核素成像为代表。所得图像着重反映功能、代谢、血流等生理过程。本章着重介绍功能成像。

早期同位素成像装置是同位素扫描仪，它的成像速度非常慢。后来发明的 γ 照相机可用来快速拍摄体内脏器的图片，并从一系列连续的图像中了解器官新陈代谢的功能。发射型 CT（emission computed tomography，ECT）是放射性同位素成像系统的新发展。ECT 分为单光子发射型 CT(single photon ECT,SPECT)和正电子发射型 CT(positron emission tomography,PET).

现在,多维、多参数及多模式图像在临床诊断与治疗中的作用举足轻重。随着计算机技术与信息通信网络的高度发展,医学图像(成像、图像处理、管理、通信等)将迈入新的纪元。

5.1　放射自显影技术

放射自显影技术是利用放射性核素衰变时发射的射线对乳胶的感光作用,在乳胶底片上现出影像,以显示标本或样品中的放射性物质的分布、定位和定量的方法。

放射性核素由于不稳定而经常发生衰变,在衰变过程中产生电离辐射,所放出的粒子和射线被乳胶中的乳化银颗粒吸收(感光)而记录下来,通过显影使溴化银颗粒还原为金属银颗粒而现出影像。从这些银颗粒的分布与定位,把放射性核素在标本内的动态关系显示出来,这就是放射自显影技术建立的原理基础。

这种技术创立于 20 世纪 20 年代初,自 1956 年起逐渐发展到超微结构水平的电镜自显影术,应用范围也是逐渐广泛。现在放射自显影术已广泛应用于形态学、病理、生理、生化、细胞、药理和免疫等领域,成为测定放射性核素最常用的方法之一。

放射自显影技术的优点如下:

① 能准确示踪定位。显示形态与功能的定位关系;

② 能在整体平面上同时比较,注入体内后的标记物质在各个脏器内的分布与代谢状态,分析在各脏器中的摄取量,在不同时期的吸收、分布、转运与排泄途径等动态关系;

③ 是细胞内物质代谢研究的有力工具。

放射自显影技术的缺点是对某一位置上的放射性一般只能相对定量检测。

5.1.1　放射自显影的一般过程

1. 感光材料

常用的自显影感光材料是由卤化银和明胶所组成的乳胶。卤化银是感光致敏物质,它的作用是记录下射线粒子所产生的电子或带电荷粒子的移动过程。在卤化银的晶体中,卤素离子与银离子按一定规律、一定距离排列,形成一立方形的晶体点阵,如在溴化银晶体结构中,每一个银离子周围有 6 个溴离子(图 5.1),每个溴离子周围有 6 个银离子,晶体内部的电荷是平衡的。由于这种具有理想晶体结构的卤化银晶体对光线和核射线的作用是不灵敏的,因此,在卤化银乳胶的制备过程中多采用不同配方和制作工艺,使所得的卤化银晶体出现晶体缺陷。这种具有缺陷的溴化银晶体不是完全规则的六面体立方结晶,而多呈三角形、六角形或圆形。晶体内部的电荷也不平衡,如在扭位的溴离子晶格上可能存在剩余的负电荷,在扭位的银离子的晶格上可能存在剩余的正电荷。这些电荷不平衡之处对相反的电荷形成陷阱(亦称敏化中心),陷阱对提高乳胶的灵敏度有着重要的作用。明胶在乳胶中不但是敏化剂,而且能使银盐结晶分散,提高分辨力。

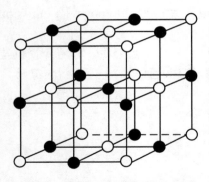

图 5.1　理想的溴化银晶体结构图

目前主要采用的放射自显影感光材料有：原子核乳胶、X 光片和氚片等。

原子核乳胶是较理想的自显影感光材料。它的银盐颗粒直径在 $0.2\sim0.5\ \mu m$，密度大（一般约为 10^{13} 银颗粒/cm^3），分辨率高，主要用于微观放射自显影。市售的 X 光片两面都涂有保护层，防止乳胶层被划伤，它的乳胶银颗粒较大，平均直径为 $2.5\sim3\ \mu m$，密度较小（一般为 6×10^9 银颗粒/cm^3）。氚片银粒的平均直径是 $1\ \mu m$，单面没有保护层，因为保护层将吸收 90% 以上的 ^3H 发射的 β 粒子。

选择乳胶一般从敏感度和分辨率两方面来考虑。质量好的乳胶，颗粒细、密度大、敏感度低，则分辨力高。反之银盐的颗粒愈大，敏感度愈大，分辨力也愈差。

2. 剂量与曝光

给予被试物的放射性剂量的大小，对曝光时间的影响很大。如果给予的放射性剂量大，则所需的曝光时间就短。在实际工作中，采用剂量的原则是在尽量提高自显影效率的前提下，既不会因为用量过大引起放射损伤，也不会由于剂量过小而过分延长曝光时间。放射性的用量与曝光时间受许多因素的影响，如放射性核素本身的特点、放射性核素在示踪过程中损失的大小、自显影样品制备形式等。曝光时间推荐使用以下方式计算：

设　L 为单位面积上衰变的放射性强度；A_0 为单位时间上开始曝光时的放射性强度（$\mu Ci/cm^2$）；A_t 为单位时间上终止曝光时的放射性强度（$\mu Ci/cm^2$）；t 为曝光时间；T 为半衰期。

则

$$L = A_0 - A_t$$

因为

$$A_t = A_0 \cdot e^{-\lambda t} \quad \left(\lambda = \frac{0.693}{T}\right)$$

所以

$$t = \frac{T}{0.693}\ln\frac{A_0}{A_0 - L} \tag{5.1}$$

这种推算方法得出的结果可能与实际有较大出入，所以确定曝光时间可在推算的基础上用同一样品多做些片子，围绕推算时间，选取不同的曝光时间，再在其中选取曝光效果最佳的片子，作为该样品的曝光时间。

对于乳胶中银粒受射线照射而感光的原理有许多学说，这里我们作以下解释（图 5.2）。

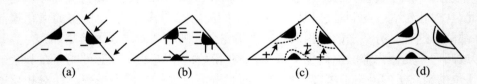

　　　(a)　　　　　　　　(b)　　　　　　　　(c)　　　　　　　　(d)

图 5.2　潜影的形成

图 5.2 中,图(a)核射线与乳胶作用时,电离产生电子;图(b)电子向敏化中心移动,形成一阴电层;图(c)银离子向阴电层聚集,与此同时银离子被还原成银原子;图(d)银原子在敏化中心周围集中而形成潜影,这些潜影将在显影过程中起着重要的催化作用,因而也称为"显影中心"。

应注意的是已经建立起来的潜影在水、氧作用下会消退。这个现象的实质是溴化银晶体中所产生的极少量的银原子又退变成离子返回晶格而失去原来的催化作用。所以在曝光期间应注意干燥、低温和隔氧。

3. 显影、停影和定影

(1) 显影和显影液

显影是使形成潜影的卤化银晶体还原成金属银的过程。需注意的是形成潜影和未形成潜影的卤化银晶体都能被显影剂还原成金属银颗粒,只是已形成潜影的地方卤化银能在较短的时间内被还原,而未形成潜影的卤化银晶体则需要较长的时间才能还原,因而可通过控制显影时间将两者分开。

显影液是由显影剂、促进剂、保护剂和抑制剂组成的。

① 显影剂:主要起还原作用,一般常用米吐尔(硫酸甲基对氨基苯酚)、海得尔(对苯二酚)等。米吐尔的还原能力很强,能使乳胶中感光部分很快出现影像,但密度增加较慢,影像反差小。海得尔的还原能力比米吐尔低,影像出现较慢,但影像反差大。在一般配方中两者常常合用。

② 促进剂:主要提供碱性环境,因为在显影过程中有氢溴酸(HBr)形成,从而使显影液变成酸性,使显影速度降低。促进剂都是碱性物质(如硼砂、碳酸钠、氢氧化钠等)与氢溴酸中和,保证显影液的 pH 以利于显影的进行。

③ 保护剂:是一种还原能力更强的还原剂,在溶液中很容易被氧气氧化,从而降低显影剂被氧化的速度,延长显影液的寿命,常用保护剂有 Na_2SO_3。Na_2SO_3 能溶去部分银粒,而使银粒的细度增加,影像层次清楚。

④ 抑制剂:其主要作用是抑制未感光银粒的分解,防止本底升高。常用的抑制剂是溴化钾。

配制显影液时要注意按显影剂→保护剂→促进剂→抑制剂的顺序依次加入,不可错乱,且须待前一种试剂完全溶解再加后一种试剂。显影液配制完成后需放置在棕色玻璃瓶或其他耐腐蚀、不透光的密封容器中,置于阴暗处或冰箱中避光保存。新配制的显影液需放置过夜后才能使用。如显影液颜色变成深棕色,则不能再使用。表 5.1 所示为 X 光胶片显影液的配方。

表 5.1　X 光胶片显影液配方

水(50 ℃)(mL)	800
米吐尔(g)	2.2
无水亚硫酸钠(g)	72
海得尔(g)	8.8

无水碳酸钠(g)	48
溴化钾(g)	4
加水至总量(mL)	1 000

（2）停影和停影液

停影的目的是迅速结束显影过程。因此停影液是酸性的,以中和显影液的碱性,使显影过程终止。另外停影液还能起到防止乳胶膨胀、变形和移位,防止显影液被带入定影液中,保护后续步骤使用的定影液的功能。

常用停影液配方是:28%乙酸 48 mL,加水至 1 000 mL。

（3）定影和定影液

定影是将未感光的溴化银颗粒在硫代硫酸钠的作用下变成可溶性的硫代硫酸银复合物来除去,并将已显现的影像固定下来。

定影液一般包括:定影剂、保护剂、停显剂和坚膜剂。

定影剂为硫代硫酸钠,俗称"海波",它能溶解溴化银,所以也称溶解剂。常用的保护剂是亚硫酸钠,它能与酸反应形成亚硫酸氢根离子,抑制硫代硫酸钠被酸分解,并析出硫。

停显剂的主要作用是终止残余显影液的继续作用,所以停显剂也是一些酸,如硫酸、乙酸和硼酸。

坚膜剂能防止乳胶在定影过程中因膨胀而造成的脱落以及操作过程中的划伤,常用的坚膜剂有铬钾矾等。

定影液的配方有多种,配制定影液的注意事项与配制显影液类似。下面是常用的酸性坚膜定影液配方（表 5.2）。

表 5.2　酸性坚膜定影液的配方

溶液一	①	海波(硫代硫酸钠)	240 g
	②	蒸馏水(50 ℃)	500 mL
溶液二	①	蒸馏水(50 ℃)	150 mL
	②	无水亚硫酸钠	15 g
	③	28%乙酸(冰乙酸 3 份,加水 8 份)	48 mL
	④	钾明矾	15 g
	加水总量至:1 000 mL		

按上面试剂的顺序分别配制溶液一和溶液二,然后把溶液二加到溶液一中,并剧烈搅拌。

（4）水洗和干燥

定影后要充分水洗以清除残余的海波、银盐和乙酸,否则在胶片上会形成复杂的银盐化合物,银盐化合物析出硫后便与空气中水和氧反应形成硫酸,结合已显影的银粒形成黄褐色的硫酸根致使冲洗失败。水洗后的胶片可在空气中静置干燥。

自显影结果除了与前面所述的曝光时间、显影液配制、显影时间、乳胶片质量等有关外,还与放射性核素性质、自显影样品制备形式与质量以及暗室环境等因素有关。实际应根据实验的需要对自显影的条件加以选择。

5.1.2　自显影的阅读与相对定量

放射自显影片乳胶层中的银颗粒数量(微观放射自显影)或由颗粒形成的黑度(宏观放射自显影)可以反映样品所摄取的放射性核素相对的量和放射性物质在组织内的代谢状态,从定位和分布强度上比较不同脏器、组织或细胞在量上的差异。

常用的阅读方法有以下三种:

(1) 光密度法

此方法是根据自显影中影像的黑化程度来确定组织中放射性核素相对量的方法。使用这种方法时,需先制备一套已知放射性强度标准样品。标准样品和待测样品在完全相同的情况下进行放射自显影。测量时,用光密度计测量出待测样品的黑化强度,再与标准样品比较确定相对含量。也可先绘出射线强度和黑化强度的关系曲线,然后从曲线上找出待测样品相应的放射性强度。

现在也有一些实验室采用高压电源、光电倍增管和电流计等组装成黑度计,对自显片的颗粒密度作光学测量,可直接将黑化强度从示波器上反映出来。这比上述方法更为简便。

(2) 颗粒数量计算法

也称微尺目数法,它是利用目镜微尺在显微镜视野下圈定一定范围(如 50 μm^2),或对一定数量的细胞或细胞核,进行射线颗粒数量计数,求出单位面积、细胞或细胞核射线颗粒的平均数,减去平均的本底颗粒数,即可算出单位面积、细胞或细胞核的相对标记强度。该方法常用于低能核素和剂量较小的样品,是细胞和亚细胞水平计算射线颗粒数量以显示射线强度的实用方法。

(3) 径迹数量计算法

这是计算自显影胶片上由射线粒子所形成的径迹的数量来测定组织和细胞中放射性核素相对含量的方法,计数方法与前述的银颗粒计数法相同可求出单位面积内的径迹数。

5.2　放射免疫测定法

放射免疫测定法是一种超微量分析技术,具有灵敏度高和特异性强的优点。这类方法名称繁多,很不统一,但原理基本相似,常见的名称有放射免疫测定法、免疫放射测定法、竞争性蛋白质结合测定法、放射受体测定法、放射酶测定法、体外放射分析法等。由于此方法的建立和发展给医学生物学的一个重要分支——内分泌学带来了革命性的影响,因此本方法的创始人荣获了 1977 年诺贝尔生理学或医学奖。

5.2.1　基本原理

本方法基本原理为利用放射性标记的抗原、待测抗原与特异性的抗体竞争结合,在方法学上是利用放射性测量的灵敏性和免疫反应的特异性相结合的特点,在体外进行测量。

反应通式：

$$Ag^* \rightleftharpoons Ag^*\text{-}Ab \tag{5.2}$$

$$Ab$$

$$Ag \rightleftharpoons Ag\text{-}Ab \tag{5.3}$$

其中，Ag^* 是标记抗原；Ag 是非标记抗原（标准抗原或待测抗原）；Ab 表示抗体。

当满足 Ag^* 和 Ab 的量保持恒定，且 Ag 与 Ag^* 之和大于 Ab 上有效结合位点数目这两个条件时，则 Ag 与 Ag^*-Ab 间存在着函数关系（表 5.3、图 5.3）。

表 5.3　放射免疫分析原理

抗原	抗体	B	F	B/F	$B/(B+F)$
				$4/2 = 2$	$4/6 = 67\%$
				$3/3 = 1$	$3/6 = 50\%$
				$2/4 = 0.5$	$2/6 = 33\%$
				$1/5 = 0.2$	$1/6 = 17\%$

注：F 表示游离的标准抗原的量；B 表示标记抗原-抗体复合物的量。

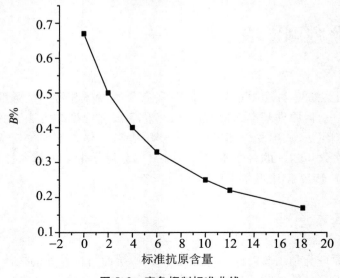

图 5.3　竞争抑制标准曲线

5.2.2　基本步骤

1. 免疫原(标准抗原)的制备

抗原是指能和专一性的抗体相结合的物质。用于放射免疫分析的标准品的和用于标记的标准抗原的纯度必须要高,一般不低于 90%。提取和纯化抗原的方法很多,如利用理化性质的不同进行纯化(包括盐析法、抽提法、电泳分离法、各种层析法等),利用免疫法进行分离(包括抗原抗体解离法、亲和层析法等)。详细操作方法请参考有关工具书。

2. 抗体的制备

高质量的抗体要求滴度高、亲和力强、特异性好,这与用于制备抗体的抗原的纯度有关。除此以外,分子量小于 1 000 的抗原一般没有免疫原性,不能使被免疫动物产生抗体。被测物与被免疫动物同一物质结构相近,也不易产生抗体。制备多克隆抗体,常用的被免疫动物为家兔、豚鼠和山羊。

一般的免疫方法是:将高纯度抗原与不完全福氏佐剂(首次基础免疫)或完全福氏佐剂混合,并充分乳化,多点皮下注射,根据具体情况加强注射 2～4 次,每次注射间隔 4～6 周。期间取动物血样对抗体进行质量鉴定,加强免疫至满足放射免疫质量要求为止。制备单克隆抗体,通过免疫细胞与骨髓瘤细胞融合,再进行选择、筛选以及克隆化,最终建立分泌抗体的杂交瘤株。一般抗体纯化采用盐析、凝胶过滤和离子交换层析等步骤,也可采用较简便的酸沉淀方法。目前最有效的纯化法为亲和层析,回收率可超过 90%。

3. 标记抗原的制备

用于放射免疫分析中的放射性核素主要有^{125}I,^{131}I,^{3}H,^{14}C 等,其标记的注意事项、原理、基本方法已在第 4 章中介绍,可参阅。

4. 放射免疫分析

在实际实验中最常用的方法如下:

① 先配制 7～9 个已知浓度的标准抗原;

② 加入相同量的标记抗原和抗体(每一个 T 管只加入相同量的标记抗原,一个非特异性管(NSB)不加抗体);

③ 室温放置或保温一定时间,使标准和标记抗原与抗体竞争结合完好;

④ 加入二抗,室温放置或保温,使二抗与抗原-抗体复合物充分结合成分子量很大的复合物(图 5.4);

⑤ 以 3 500～5 000 转/分离心,使抗原-抗体的复合

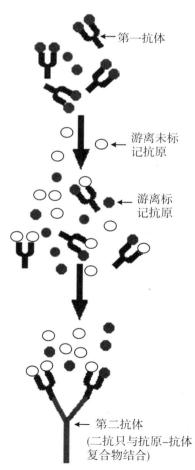

第一抗体

游离未标记抗原

游离标记抗原

第二抗体
(二抗只与抗原-抗体复合物结合)

图 5.4　二抗分离法示意图

物沉淀,而游离抗原在上清中,去上清(T 管除外);

⑥ 探测器测每分钟衰变次数,利用下列公式计算 $B\%$:

$$B\% = \frac{标准管(\min^{-1}) - 非特异性管(\min^{-1})}{T 管(\min^{-1}) - 本底(\min^{-1})} \times 100\% \tag{5.4}$$

以已知的标准抗原含量(ng/mL)为横坐标,$B\%$ 为纵坐标(图 5.3)作标准曲线。对于待测样品的测量,步骤同②~⑥,计算出 $B\%$,在标准曲线上查出待测样品的待测物含量(ng/mL)。

目前放射免疫分析法广泛应用于临床医学和生物学中的微量活性物质测定,如甲胎蛋白(AFP)的放射免疫测定、人绒毛膜促性腺激素(HCG)的放射免疫测定等。

5.3　放射性示踪技术

示踪即为在研究对象中引入一标记物作为探针,通过观察探针的去向,了解其分布、运动及转化的情况。

放射性核素或其标记化合物可作为示踪剂的基本依据是:

① 可测性,因为放射性核素总是自发发射各种射线;

② 放射性核素与其同种非放射性核素理化性质基本相同,一般生物体不会区别对待它们。

5.3.1　放射性示踪技术的优缺点

1. 放射性示踪技术的优点

(1) 灵敏度高

随着核探测仪器及技术不断发展,探测器的本底越来越低,而探测效率越来越高。探测器的计数参数只要有 10^3 $\min^{-1}$,一般即可达到实验要求,因此放射性检测的灵敏度可达到 10^{-18} g,甚至更高,而普通的化学分析灵敏度为 10^{-12} g。

(2) 操作简便

放射性测量过程不受非放射性杂质的干扰,因此可省去许多分离纯化的工作,现在越来越多的示踪结果测量可在体外进行,无须手术。

(3) 较合乎生理条件

因为放射性测量的灵敏度高,且常可以进行体外测量,因此,在对生物进行示踪实验时只需引入生理剂量甚至更少的放射性示踪剂,不会干扰和破坏体内正常的生理代谢过程,可避免进行急性手术。

(4) 可解决其他方法无法解决的难题

比较典型的例子是柠檬酸脱羧机制的确定,如下所示:

柠檬酸　　　　　　　　　　　α-酮戊二酸

$$\xrightarrow{\text{KMnO}_4} \quad \begin{matrix} \text{O} \\ \| \\ \text{C—OH} \\ | \\ \text{H—C—H} \\ | \\ \text{H}_2\text{C—COOH} \end{matrix} \quad + \text{C}^*\text{O}_2$$

琥珀酸

从实验结果可得：柠檬酸的两个 CH_2COOH 基对酶的反应是不相同的。

（5）可准确定位

放射性示踪不仅能像化学分析方法一样进行准确定量，同时还能通过放射自显影、正电子断层显像等方法进行准确定位。

2. 放射性示踪技术的缺点

实践证明，放射性核素示踪法常可以完成其他方法无法完成的工作。但是，该方法也有其受限制和缺点方面：

（1）应用范围小

目前，在国内放射性核素和其标记化合物来源较少，个别元素根本找不到合适的可用于示踪的放射性同位素。

（2）使用条件高

实验时需要防护，对操作人员要求进行特殊训练，技术操作要求高。

（3）轻元素的同位素效应

轻元素的同位素之间的质量差异可能引起同位素之间理化性质上的某些差异，从而导致示踪结果的差异。

（4）放射性分解

在第 4 章第 4 节已详细介绍了放射性核素及标记化合物的辐射自分解。因此放射性示踪剂不宜长期保存，而应随制随用。

（5）放射性效应

放射性示踪剂偶尔会引起被示踪生物的反常代谢，但由于放射性示踪实验灵敏度很高，因此示踪剂的用量小，所以现已公认，一般情况下放射效应可以忽略不计。

总的来说，放射性示踪技术的优点是主要的，相比之下其缺点与限制是次要的，而且大多数是可以克服的。

5.3.2　示踪实验的设计及步骤

1. 选择合适的放射性核素及其标记化合物

根据实验目的和实验周期长短，选择合适的放射性核素及其标记化合物，大概从以下几方面考虑：

（1）合适放射性核素的选择

首先需要根据示踪实验的周期长短、实验最终结果的给出形式及衰变前后核素对被实验生物体是否有毒害等情况，选择合适半衰期及发射合适并尽可能单一的射线类型的放射性核素。

（2）合适标记化合物的选择

选择的标记化合物，其衰变产物需对被实验生物无害，是比较容易获得合适标记位置、高放射化学纯度、高比活度的放射性标记化合物。

2. 确定示踪剂用量

根据实验周期的长短，示踪剂给予方式的不同（如喂养、静脉注射、呼吸等），根据被示踪生物对示踪剂的利用率和在体内分布及排泄情况确定示踪剂的用量。

3. 选择合适的辐射防护条件和废物处理方法

这对于放射性示踪实验也是非常重要的。对于操作复杂的实验，需先做空白实验。

（1）辐射防护

根据射线性质和强度的不同，确定采取防护的方式。必要时可通过计算获得所使用屏蔽物的厚度。有可能产生挥发性放射性物质的示踪实验，须在通风橱中进行。

（2）废物处理

放射性示踪实验过程中产生放射性废物是不可避免的，但在实验设计时应充分考虑，产生的放射性废物越少越好。对于不得不产生的放射性三废，按第3章第5节中所述的办法处理。

4. 选择合适的测量方法

根据实验的要求及示踪剂射线类型选择合适的样品测量方法。

（1）定量测量

对于 γ 射线的测量，一般采用半导体探测器和 NaI(Tl) 固体闪烁探测器。对于硬 β 射线的探测可使用带有塑料或有机晶体作为探头的固体闪烁探测器和G-M计数器。软 β 射线一般需用液体闪烁探测器进行测量。测量 α 射线则需使用以 ZnS(Ag) 作为探头的固体闪烁探测器和G-M计数器进行。

（2）定位测量

利用带电离子能使乳胶感光，并形成影像的特点，进行放射自显影，这是最早的定位测量方法。随着核探测器（如 single-photon emission computed tomography，简称 SPECT，positron emission tomography，简称 PET 等）的不断发展，示踪技术发展到目前已可对整个示踪过程进行动态（定位、定量）测量。

5. 数据处理

根据第2章第4节中对放射性测量结果进行数据处理，并根据实验要求计算、书写出一定的数据形式。

5.3.3　放射性核素稀释分析法

放射性核素稀释法又称为载体法或俘获技术。利用此分析法可以对一些含有多种性质相近成分的混合物中的某一化合物进行定量分析，而一般的物理化学分析方法很难完成此任务。因为定量分析与分离纯化是矛盾的，而放射性核素稀释法的特点在于只需考虑纯制，在纯化过程中哪怕损失掉99%，只要纯制到恒定比活度，仍能获得待测化合物的准确含量。

从 1934 年 Hevesy 和 Hofor 提出放射性核素稀释法至今，已发展出许多具体的检测方法，如正稀释法、反稀释法、平行稀释法、连续稀释法等，它们各有独到之处和特别的用途。这里我们重点介绍最常用的两种方法：正、反稀释法，其基本的原理和具体方法如下：

1. 正稀释法

正稀释法也称直接稀释法。它的用途是分析计算混合物中某一化合物的含量(W_x)。
具体方法如下：

① 在混合物中加入一定量(W_0)的已知放射性比活度(S_0)的与待测化合物相同的放射性核素或标记化合物；

② 充分均匀混合；

③ 分离纯化待测化合物，直至恒定比活度(S)。

因为放射性在加入混合物前后，虽比活度发生了变化，但总活度没变，故有下列方程成立：

$$W_0 \times S_0 = (W_x + W_0) \times S \tag{5.5}$$

$$W_x = W_0 \left(\frac{S_0}{S} - 1 \right) \tag{5.6}$$

2. 反稀释法

反稀释法也称倒稀释法，它的用途是分析计算混合物中某一放射性标记化合物的含量（W_x）。

具体方法如下：

① 取一定量的待测混合物进行分离纯化，直至恒定放射性比活度，探测器测得比活度为 S_0；

② 在混合物中加入大量的与待测标记化合物相同的非标记化合物，已知加入量为 W_0；

③ 充分混合，并分离纯化，直至恒定放射性比活度，探测器测得比活度为 S。

如上同理，放射性标记化合物混合前后，放射性总强度相等，故仍有下列方程成立：

$$S_0 \times W_x = S \times (W_0 + W_x) \tag{5.7}$$

$$W_x = \left(\frac{S}{S_0 - S} \right) \times W_0 \tag{5.8}$$

5.4 活化分析

活化分析发展历史：1934 年英国物理学家 J. 查德威克和 M. 戈德哈伯实现了第一次光子活化分析；1936 年匈牙利化学家 G.C.de 赫维西和 H. 莱维完成了历史上首次中子活化分析；1938 年美国化学家 G.T. 西博格和 J.J. 利文古德进行了第一次带电粒子活化分析。

5.4.1 基本原理

这类核分析方法是将待分析样品用适当的具有一定能量的粒子进行轰击，从而引起待测样品中某一个或几个稳定性核素产生核反应，生成放射性核素。常用的入射粒子有中子（包括热中子、共振中子和快中子）、带电粒子（质子、氘核、氦-3、氦-4 以及重粒子等）和高能

γ 光子。

由于放射性核素都有自己特征的射线类型、能量和半衰期,所以通过对生成的放射性核素所发射的射线类型能量等的测量,即可对生成核进行定性鉴定;通过对它们发射的射线强度进行测量,便可完成定量分析。

1. 核反应产额计算的基本公式

利用核反应生产放射性核素时,所得核素的产额与入射粒子的能量和通量、被照射物质的靶核数、核反应截面、照射时间以及放射性核素的半衰期等因素有关,现以最简单的情况进行讨论。

假设稳定核素 S 被入射粒子轰击生成放射性核素 A,核素 A 再衰变成稳定性核素 B,用下式表示

$$S \xrightarrow{\sigma_S} A \xrightarrow{\lambda_A} B(稳定)$$

在照射时间内,A 的净生长速率与两个因素有关:

(1) 发生核反应的速率(V)

$$V = \varphi \sigma_S N_S \qquad (5.9)$$

式中,φ(粒子通量)为在单位时间和面积中入射粒子的数量;σ_S(核反应截面)为发生所需核反应概率;N_S 为靶核数目。

(2) 生成核的衰变速率

$$-\frac{\mathrm{d}N_A}{\mathrm{d}t} = \lambda N_A \qquad (5.10)$$

式中,$-\dfrac{\mathrm{d}N_A}{\mathrm{d}t}$ 为放射性核素(A)单位时间内的衰变数目;λ 为放射性核素(A)的衰变常数;N_A 为放射性核素(A)在 t 时刻的数目。

则放射性核素 A 的净生长速率为

$$\frac{\mathrm{d}N_A}{\mathrm{d}t} = \varphi \sigma_S N_S - \lambda N_A \qquad (5.11)$$

若入射粒子通量和反应截面为常数,在大多数情况下,靶核的原子数 N_S 在照射过程中几乎不变,并利用初始条件 $t = 0$ 时,$N_A = 0$,则上述微分方程的解为

$$N_A(t) = \frac{\varphi \sigma_S N_S}{\lambda_A}(1 - \mathrm{e}^{-\lambda_A t}) \qquad (5.12)$$

其放射性活度为

$$A_A(t) = \lambda_A N_A = \varphi \sigma_S N_S (1 - \mathrm{e}^{-\lambda_A t}) \qquad (5.13)$$

式(5.12)和式(5.13)为产额公式。在活化分析中,一般照射后,并不立即进行放射性测量,而是让放射性样品冷却一段时间 t',则核素 A 放射性强度为

$$A_A(t') = A_A(t)\mathrm{e}^{-\lambda_A t'} = \varphi \sigma_S N_S (1 - \mathrm{e}^{-\lambda_A t})\mathrm{e}^{-\lambda_A t'} \qquad (5.14)$$

$$A_A(t') = A_A(t)\mathrm{e}^{-\lambda_A t'} = \varphi \sigma_S N_S (1 - \mathrm{e}^{-0.693t/T_{1/2}})\mathrm{e}^{-0.693t'/T_{1/2}} \qquad (5.15)$$

其中,靶核数目 $N_S = 6.023 \times 10^{23} \theta \dfrac{W}{M}$,$\theta$ 为靶核的天然丰度,W 为靶元素的质量,M 为靶元素的原子量。式(5.15)可写成

$$A_A(t') = 6.023 \times 10^{23} \theta \varphi \sigma_S \frac{W}{M}(1 - \mathrm{e}^{-0.693t/T_{1/2}})\mathrm{e}^{-0.693t'/T_{1/2}} \qquad (5.16)$$

式(5.16)就是活化分析中最基本的活化方程式。

需要说明的是,在活化方程式推导过程中,引入了两个假设:第一个假设是靶核数目 N_s 在照射过程中保持不变,实际上,在照射过程中,靶核数目在逐渐减少,但在绝大多数情况下,靶核数目的减少可以忽略不计;第二个假设是生成核只通过衰变而减少,实际上,生成核也有可能被活化,但这种情况在活化分析中很少见。

2. 相对法活化分析的基本公式

将式(5.16)重排可得

$$W = \frac{MA_A(t')}{6.023 \times 10^{23} \varphi \, \theta \sigma_s (1 - e^{-0.693t/T_{1/2}}) e^{-0.693t'/T_{1/2}}} \tag{5.17}$$

由(5.17)式可见,要想获得待测元素的质量(W),只要测得 $A_A(t')$,查出 σ_s,θ 和 $T_{1/2}$,而 φ,t 和 t' 应是已知的,即可计算出 W。这称为活化分析的绝对测量法。然而在实际工作中,由于对 $A_A(t')$ 的绝对测量比较麻烦,φ,σ_s 值不易准确测出,故误差较大,所以活化分析中多采用相对测量,即配制含有已知量的 $W_{标}$ 待测元素的标准,与待测样品在相同条件下照射和测量,就很容易求出待测样品中待测元素的浓度和质量。由式(5.14)可得

$$A_{样}(t') = \varphi \, \sigma_s N_{样} (1 - e^{-\lambda_A t}) e^{-\lambda_A t'} \tag{5.18}$$

$$A_{标}(t') = \varphi \, \sigma_s N_{标} (1 - e^{-\lambda_A t}) e^{-\lambda_A t'} \tag{5.19}$$

则可得

$$\frac{A_{样}(t')}{A_{标}(t')} = \frac{N_{样}}{N_{标}} = \frac{W_{样}}{W_{标}} = \frac{C_{样}(t')}{C_{标}(t')} \tag{5.20}$$

如果设待测样品中待测元素的浓度为 D,待测样品的质量为 $G(g)$,上式中 $C_{样}(t')$ 和 $C_{标}(t')$ 分别为 t' 时刻测量的待测元素和标准的计数率。

因为 $W_{样} = D \times G$,所以,由式(5.20)可得

$$D = \frac{C_{样}(t') \times W_{标}}{C_{标}(t') \times G} \tag{5.21}$$

式(5.21)便是相对法活化分析的基本公式。

5.4.2 活化分析的主要优缺点

1. 活化分析的优点

(1)灵敏度高

对元素周期表中大多数元素的分析灵敏度在 10^{-6} g 和 10^{-13} g 之间,它是目前痕量分析的重要手段之一。

(2)准确度高,精密度好

实践证明,活化分析是痕量分析方法中准确度和精密度都很高的方法之一,因此常被用作仲裁分析。活化分析的精密度一般为 $\pm 5\%$,如果在活化分析中采取极严格措施,在待测样品中,未引进任何污染元素,则活化分析的精密度可达到 $\pm 1\%$。

(3)多元素分析

几乎元素周期表中所有元素都能用活化分析技术测定,可同时测定某个样品中的一种

到几十种元素,这一点对生物学和医学上的应用十分合适。

（4）非破坏性分析

样品经分析后仍然保持原样,更无须对待测样品进行诸如分离纯化等处理。

（5）可测定同位素组成

这是其他化学分析方法无法做到的。

（6）可实现自动化分析

快速、简便、可实现自动化分析。

2. 活化分析的缺点

（1）应用受限

只能测定核素的量,不能测定化合物的量,更不能测定化合物结构。

（2）设备昂贵

需要昂贵的设备,特别是高通量的照射源,在应用上受到限制。

（3）适应性差

分析灵敏度因元素而异,且变化很大。

5.4.3　活化分析的一般程序

活化分析的工作步骤大体上可分为以下 6 个阶段：

（1）测前准备

方法选择、灵敏度计算、考虑干扰反应以及最佳照射条件和计算冷却时间。

（2）待测样品和标准样品的制备

取样和样品制备是活化分析中最易引入误差的一环。所以,在制备用于活化分析的样品时,首先需要注意的是避免在样品中引入干扰元素或使待测元素丢失。需要慎重选择取样工具及装样器皿,常用石英、聚乙烯或高纯度材料制作的器具等。目前对于活化分析尚没有一个标准的取样方法。由于活化分析灵敏度高,取样量一般在几毫克至几十毫克,故取样时需注意要有代表性和均匀性。对生物体取样还需注意生物体生存环境和饮食等干扰因素。与样品相比,标准的制备困难不大,而且与其他分析方法（如 X 射线荧光分析、发射光谱分析等）相比,用于活化分析的标准的制备工作并没有太大的困难。但希望用于对照的标准中待测元素的含量和化学状态最好与样品中的相近。现在推广的用标准参考物作为活化分析的标准不仅简化了标准样品的配制工作量,也使得标准样品与待测样品的组成更加相近。

（3）活化

将样品和标准放在反应堆、加速器或同位素源等照射装置中经受相同流量（或不同流量,但流量值可准确测出）的粒子的轰击。活化过程中要防止自屏蔽效应、样品的辐射分解以及释热等问题。

（4）放射化学分离

照射过的试样有时需要用沉淀法、离子交换法、萃取法、蒸馏法、电化学方法、同位素交换法等各种分离方法除去干扰放射性核素。对于仪器活化分析,则可省去这一步。

（5）核辐射测量

用 G-M 计数管、正比计数器、NaI(Tl)闪烁探测器、Si(Li)和 Ge(Li)半导体探测器或者某些特殊测量装置探测样品和标准中待测核素的放射性。样品和标准的测量条件最好保持一致,核素的纯度需经仔细鉴定。

（6）数据处理

根据探测仪器测得的数据,计算出峰的能量、面积、半衰期、放射性强度及其误差。目前一般采用计算机进行数据处理,此方法除能准确、快捷给出数据以外,还可根据需要给出相关图谱等结果。

5.4.4　活化分析在生物学和医学中的应用

活化分析在生物学和医学中的应用是目前活化分析各种应用中一个极为重要的方面。在现有的各种分析方法中,活化分析是一种比较理想的生物组织中痕量元素的分析方法。例如,测定胰岛素中的锡、固氮酶中的钼和铁,用普遍的化学方法比较困难,而用中子活化分析则很易解决。这是由于活化分析灵敏度高、准确度好,因此特别适用于生物物质中痕量乃至超痕量元素的分析。

目前活化分析在生物学和医学中的应用主要可归纳为下列 4 个方面:
① 研究生物组织中痕量元素的正常浓度及其新陈代谢过程;
② 利用可活化的稳定同位素示踪剂研究体内各部分中元素浓度随时间变化的规律;
③ 体内活化分析;
④ 研究各种疾病与痕量元素之间的关系。

总之,这是一个令人感兴趣的、可探索的研究领域,在这个领域中,活化分析有大量的工作可做。

5.5　回旋加速器

回旋加速器是利用磁场使带电粒子做回旋运动,并在运动中被高频电场反复加速的装置（如图 5.5 所示）。1930 年 E. O. 劳伦斯提出其工作原理,并于 1932 年首次研制成功。它的主要结构是在磁极间的真空室内有两个半圆形的金属扁盒（D 形盒）隔开相对放置,D 形盒上加交变电压,其间隙处产生交变电场。置于中心的粒子源产生带电粒子射出来,受到电场加速,在 D 形盒内不受电场,仅受磁极间磁场的洛伦兹力,在垂直磁场平面内做圆周运动。绕行半圈的时间为 $\pi m / qB$。其中,q 是粒子电荷,m 是粒子的质量,B 是磁场的磁感应强度。如果 D 形盒上所加的交变电压的频率恰好等于粒子在磁场中做圆周运动的频率,则粒子绕行半圈后正赶上 D 形盒上极性变号,粒子仍处于加速状态。由于上述粒子绕行半圈的时间与粒子的速度无关,因此粒子每绕行半圈受到一次加速,绕行半径增大。经过很多次加速,粒子沿螺旋形轨道从 D 形盒边缘引出,能量可达几十兆电子伏特。

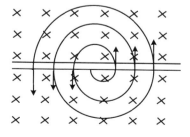

图 5.5　回旋加速原理图

经过很多次加速,粒子沿螺旋形轨道从 D 形盒边缘引出,能量可达几十兆电子伏特。回旋加速器的能量受限于随粒子速度增大的相对论效应,粒子的质量增大,粒子绕行周期变长,从而就逐渐偏离了交变电场的加速状态。

回旋加速器由下面几个主要部分组成：

1. 真空系统

包括真空室、真空泵及检测仪表和控制器。安装在磁铁中间的真空室是粒子束流加速空间，必须保证足够级别的真空度以防止加速后的粒子与气体分子发生碰撞，通过数个真空泵分级抽气，可以达到 $10^{-6} \sim 10^{-7}$ Pa 的真空度。

2. 离子源系统

包括真空室内的离子源以及相应的气流控制器、电弧电源、偏置电源等。气体进入离子源，被阴极和阳极间数千伏的高压电场电离产生离子，然后由偏置电压产生的电场引导出离子束流，进入 D 形电极的加速场。

3. 射频谐振系统

包括频率合成器、中间放大器、高频功率放大器、耦合传输线路、作为谐振回路负载的 D 形盒结构、电源和检测设备。经过合成、放大的高频电压加在 D 形电极上。

4. 磁铁系统

包括带有磁极的上下磁轭、磁铁线圈、磁铁电源以及磁铁线圈的冷却装置。磁铁系统提供偏转力，规束离子沿圆形轨道运行。

5. 引出系统

正离子加速的束流由金属偏转电极的电场引出，负离子加速的束流通过碳膜剥离外层电子后，改变运行方向，从而被引出。

6. 靶系统

包括装入靶材料进行反应的靶体组件，可装多个靶体的靶变换器、束流准直器以及靶材料和产物的输送系统。

7. 屏蔽系统

没有自屏蔽的加速器必须安装在加有屏蔽墙的房间中，与人员隔离。带有自屏蔽的加速器外壳一般包括两部分：内层是混有环氧树脂和碳硼化合物的高密度铅盒，这层屏蔽把高能中子的能量降低至热中子水平，并吸收由靶材料产生的伽马射线；外层屏蔽是加聚乙烯和碳硼化合物，其作用是通过与热中子的弹性碰撞，继续减缓中子的运动，最终将其吸收。

8. 化学合成系统

多数医用回旋加速器已把化学合成装置作为它的一部分，可以生产不同放射性药物。

医用回旋加速器是产生正电子放射性药物的装置，该药物作为示踪剂注入人体后，医生即可通过 PET/CT 显像观察到患者脑、心、全身其他器官及肿瘤组织的生理和病理的功能及代谢情况。所以，PET/CT 依靠回旋加速器生产的不同种显像药物对各种肿瘤进行特异性显像，达到对疾病的早期监测与预防。

2006 年 6 月 23 日，中国首台西门子 eclipse HP/RD 医用回旋加速器在位于广州军区总医院内的正电子药物研发中心正式投入临床运营。eclipse HP/RD 采用了深谷技术、靶体及靶系统技术、完全自屏蔽等多项前沿技术,具有高性能、低消耗、高稳定性的优点。

5.6　γ 照 相 机

核医学的发展是与 γ 成像的应用和发展分不开的。为了诊断人体脏器的病变,人们将某种标记 γ 放射性的药物注入病人体内,通过 γ 照相机可得到某脏器对药物的代谢以及药物在脏器中的分布。γ 成像的方法在医学诊断和生命科学等方面有重要应用价值。

5.6.1　系统构成

图 5.6 说明 γ 照相机影像构成的基本原理。当受检者注射放射性同位素标记药物后,放射性核素选择性地富集在被检脏器内,此脏器就成了一个立体射线源,该射线源放射出的 γ 射线经过准直器射在 NaI(Tl) 晶体上,立即产生闪烁光点。闪烁光点发出的微弱荧光被光导耦合至光电倍增管(PMT),经光电转化、放大,并输出电脉冲信号。这些脉冲信号经后面的电子线路处理形成能量(如图 5.6,Z 脉冲)和位置(图 5.6,X,Y 位置信号)两个通道的信号,位置信号确定显示光点的位置,能量信号确定该光点的亮度。经过一定时间的积累,便形成一幅闪烁图像,并可用照相机拍摄下来,就完成了一次检查。γ 照相机是记录和显示成像物体中射线活度分布的一个照相系统,主要由探头、电子线路和显示系统三部分组成。

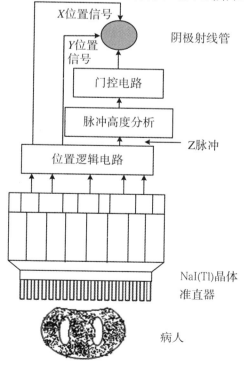

图 5.6　γ 照相机基本原理

5.6.2　准直器

体内脏器放射 γ 射线时是各向同性的。当没有准直器时,每个辐射点放出的射线都会照射到整个闪烁体上,相应的每个闪烁体便会接收多个辐射点的射线,而使图像一片混乱。准直器的功能是把被成像的物体中某一空间小区域内沿某一特定方向发射的射线投影到成像平面的一个相应的面积元上,而把其他方向的射线都吸收掉。如图 5.7 所示,γ 照相机中的准直器通常是一块开了许多小孔的,具有一定厚度的铅板。

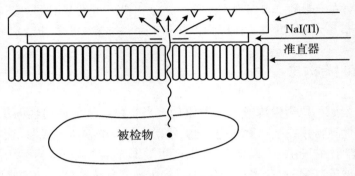

图 5.7　准直器

入射 γ 射线的能量影响对准直器的选择。隔膜是用来防止入射的光子从一个孔穿透到另一个孔的,较薄的隔膜可在单位面积上设计更多的孔,提高灵敏度。但当入射光子能量较高时可能穿透薄的隔膜到达闪烁屏造成图像模糊,故对于较高能量的入射光子必须使用较厚的隔膜。表 5.4 给出了一个直径 400 mm 的 γ 照相机准直器参数以供参考。

表 5.4　γ 照相机准直器参数典型值

用　　途	小孔直径(mm)	孔　　数	隔膜厚度(mm)
低能量,高分辨率	1.8	30 000	0.3
低能量,一般用途	2.5	18 000	0.3
低能量,高灵敏度	3.4	9 000	0.3
中能量,高灵敏度	3.4	6 000	1.4

5.6.3　闪烁晶体

γ 照相机使用的是一个大面积的 NaI 闪烁晶体,规格通常为 1.25 cm(厚度)×30～50 cm(直径)。大直径晶体一般用在固定的和可移动的 γ 照相机上。而特定设计的用于低能放射性核素(如[99m]Tc,[201]Tl 等)的一些 γ 照相机上,所使用的晶体厚度只有 6～8 mm。对于低能 γ 辐射来说,使用薄的晶体(如 6 mm),探测效率已经足够,且它们可以有更好的内在分辨率,图像的清晰度也得到改善。

5.6.4　光电倍增管

多数 γ 照相机使用光电倍增管的个数有 37,61,75 或 91 管之分,并以六角形排列。图 5.8 显示的是一个 37 管样式。NaI 晶体和光电倍增管之间由油脂、硅树脂或透明合成树脂管进行耦合,并封装在铅防护室中。

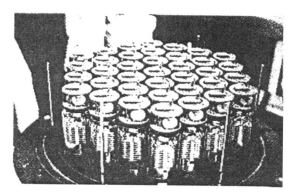

图 5.8　37 极 PM 管安装成六角形

由闪烁晶体放射出的可见光照射到光电倍增管阵列上,每个光电倍增管输出相应的电信号。闪烁体的某一位置发出的荧光,会以不同强度照射到许多光电倍增管上,越靠近闪烁点的得到的照射越强。根据各个光电倍增管输出大小的不同可以计算出发生闪烁的位置。

5.6.5　位置计算电路

位置计算电路用重心法计算出 γ 射线在闪烁晶体内的作用位置(X,Y 坐标),这个位置与 γ 射线发射点的位置是一一对应的,因此成像记录系统呈现的正是 γ 射线发射区间的分布。

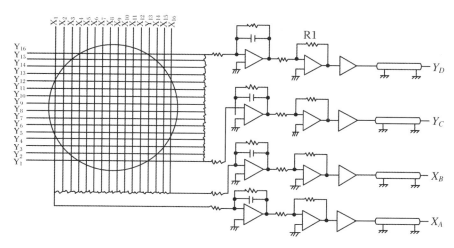

图 5.9　十字形丝状阳极及电荷分配法读出线路和前置放大器

所谓重心法,就是每个光电倍增管输出的 U_i 分别经过权电阻(位置不同、阻值不同),最后所有的输出被连在一起形成 4 个合成的电信号(图 5.9)。据此通过差分放大器可计算出闪烁点的坐标位置。X_A,X_B,Y_C,Y_D 4 个位置信号还要通过加法器总合起来,再通过脉冲幅度分析器选取所需信号输出到示波器的 Z 端,控制像点亮度,此信号又称 Z 信号。

5.6.6　显示记录系统

位置信号与亮度信号由延迟电路控制,按时间顺序形成像点,最后呈现完整画面。示波器作为 γ 照相机的基本显示装置一般有 3 台,各司其职:一台为储存图像的记忆示波器,一台用于照相一台用于临床观察。

5.7　发射型计算机断层显像技术

γ 照相机所生成的图像是放射性药物在人体组织中分布的二维投影,而发射型计算机断层成像方法(ECT)突破了这种局限,能够得到放射性药物在体内的某一断面的分布图。

ECT 兼具 CT 和核医学两种优势,较 CT 的容积采集信息量大,是当前唯一一种活体生理、生化、功能、代谢信息的四维显像方式,其示踪剂适应面广、特异性高、放射性小、不干扰体内环境稳定,有独到的诊断价值。ECT 分为单光子发射型计算机断层(SPECT)(图 5.10所示)和正电子发射型计算机断层(PET)。

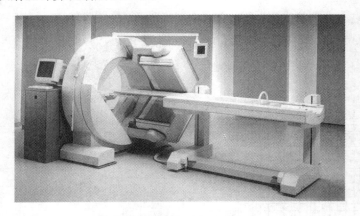

图 5.10　现代化单探头 SPECT

5.7.1　单光子发射型计算机断层显像

SPECT 是用一台 γ 照相机探头围绕着待查病人旋转运动(图 5.11),在不同角度上检测人体发出的 γ 射线光子并计数,利用各个角度取得的投影数据进行图像重建,可得到人体某一断面的放射性药物浓度分布。由于设备简单、价格便宜,而且不必配备回旋加速器,故 SPECT 在临床中得到广泛使用。

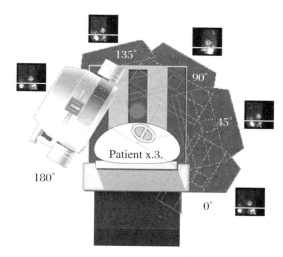

图 5.11　能够旋转的 SPECT 探头

SPECT 与 γ 相机之比较

SPECT 的原理基于 γ 照相机,但应用价值却有了质的飞跃,与 γ 相机相比有 3 个优点:

① SPECT 可以得到真正的三维立体信息,即由许多二维断层图像重建而形成三维图像,而 γ 相机只能得到二维重叠图像;

② SPECT 提供了全定量的分析手段,γ 相机测得的放射性强度是单位面积的叠加信息,SPECT 可得到单位体积的放射性浓度,能反映脏器深度方面的活性差异,这是开展定量分析的基本依据;

③ SPECT 提高了对脏器深度方面的空间分辨率,而一般 γ 相机易探测表浅部位,脏器深部信息重叠在一起,γ 相机很难分辨。

影响 SPECT 性能的因素之一是 γ 射线在传播过程中的衰减。例如心脏中由 ^{201}Tl 产生的 γ 射线仅有 25% 能到达前胸壁。如果在重建算法中忽略人体对 γ 射线的衰减作用,就会使所得的图像失去定量的意义或产生伪像。

SPECT 还存在一些固有缺陷:

(1) 空间分辨率低

γ 照相机旋转时难以紧贴病人,而旋转半径越大,空间分辨率越差。

(2) 灵敏度低

在采用了准直器的情况下,只有少量光子能被检测到(图 5.12),信息量限制了灵敏度的提高。

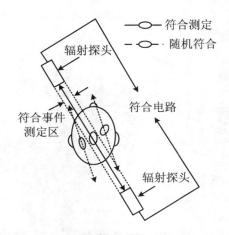

图 5.12　SPECT 探头装备了准直器拦截了大部分光子

5.7.2　正电子发射型计算机断层显像

ECT 的另一大类是正电子发射型计算机断层（positron emission computed tomography，简称 PET）。SPECT 探测器接收受待测人体内的示踪核素发出的 γ 射线，而 PET 探测器（图 5.13）接收受测人体内正负电子湮没辐射产生的一对 511 keV 的 γ 光子，在物理上两者无明显区别，但方法上有很大不同，即实现成像的机制、对比度形成的原理、采集数据的方法、解释和分析数据的模型不同，这些内容都是用计算机软件和测量系统的硬件来实现的。

1. PET 成像原理

某些放射性核素（多为正粒子加速器生产的，如 ^{13}C, ^{13}N, ^{15}O, ^{18}F 等）核内缺中子，PET 显像就利用了正电子湮灭这一物理机制。所以这些核素衰变时，核内质子转变为中子的同时发射出正电子。正电子很快（$10^{-18} \sim 10^{-19}$ s）与周围环境中的电子结合发生质量湮灭，质量转化为两个能量相同运动方向相反的 γ 光子（图 5.13、图 5.14）。

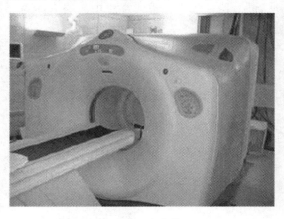

图 5.13　GE 出产的 PET

PET 探头内两个对应的探测器探测到光子后可以确定体内放射性药物的分布投影,进而重建图像确定体内药物的分布情况。

2. 探测器及符合检测

PET 系统在探查对象的周围安放了一圈探测器,各探测器的输出被接到一个符合检测电路中。如果符合检测电路在一个很小的时间间隔内同时获得两个探测器输出的信号,则认为在这两个探测器空间的连线上有释放正电子的核素存在。这种符合检测起到了电子准直的作用(图 5.14)。与 SPECT 的机械准直相比,这提高了系统的灵敏度。

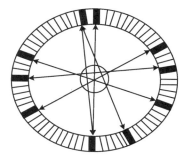

图 5.14　PET 自准直探测示意图

从两个探测器来的信号首先要经过放大和低通滤波以去除高频噪声。经过预处理的信号被送到一个幅度阈值检测电路中。只有当输入信号超过一定幅度时,电路才有脉冲输出。两路输出进入与门的两个输入端,只有当两路同时有脉冲输出时,与门才有输出,即当符合检测器在很短时间间隔中同时检测到 γ 射线光子时,电路才有信号输出。

3. 数据校正

为了达到体外定量分析的目的,以多种方式对图像进行校正是必不可少的,如衰减校正和散射校正等。对于前者,由于两个光子同时受到组织衰减的影响,因而更加重要。计算方法校正为假设人体组织均匀,确定轮廓即可计算衰减率。测量方法校正则需用放射源穿透人体后得到的衰减系统图进行校正。实际中多采用卷积相减法、直接测量法和模型基础法。

4. 系统评价

PET 的优点主要有:
① 采用自准直的复合电路计算方法,大幅提高系统灵敏度;
② 空间分辨率高,电子对湮灭距离为 1.0 nm 左右,较 SPECT 提高近十倍;
③ 能够进行较严格的衰减校正,便于定量分析;
④ 采用的显像剂半衰期极短,临床副作用小;
⑤ 使用到的核素是构成人体生物分子的主要元素,便于生理、生化研究;
⑥ 多环探测技术测得的大量数据可进行三维图像重建。
影响 PET 分辨率有两个主要因素:
① 两个湮灭的光子不成严格的直线;
② 正电子发生湮灭前已传播了一定距离,即湮灭发生处不代表核素所处位置。
这两个因素引起误差为 2~3 mm。

噪声的来源是“随机符合”事件的发生,即由于散射或其他某种原因,两个不相关光子在符合时间内同时到达,因而被判定为一次湮灭事件。此类事件的发生率占真实湮灭事件的 20%~40%。

当前的 PET 设备价格过高,主要因为需要回旋加速器生产超短半衰期的正电子示踪物,这限制了一般医疗单位的使用。

5.7.3 图像重建

无论是 PET 还是 SPECT 获得的原始数据都只是一些样本的不同角度的投影,如果缺少计算机图像重建这些数据都是没有意义的。

这里先要引入一个大家都熟悉的名词——CT(computer tomography),即计算机断层技术,它是通过从若干不同方向测量物体的某种能量波动数据,再用适当的求逆方程数学地重建一物体的横截面的技术。目前各种计算机成像技术,包括前面提到的 PET 和 SPECT,往往都参照 X 射线 CT 的原理设计图像重建的算法。下面对 X 射线 CT 图像的重建作一点简单的介绍,PET 和 SPECT 的图像重建过程和它很相似。

X 射线或者电子在穿透人体组织时会被吸收,也称为衰减,遵守 Lambert-Beer 法则:

$$I_t = I_0 e^{-\sum_L u_i l_i} \tag{5.22}$$

式中,I_t 为出射强度;I_0 为入射强度;L 为通过所有结构路径的总长度;u 为物体的吸收系数(衰减系数);l 为射线通过的一小段路径长度(离散值,也可以理解为连续量中的无限小分割量)。

被探测物体内不同的结构有不同的密度性质,从而有着不同的衰减系数。所谓图像重建,就是从一个物体的有限个二维投影数据估计该物体的三维射线衰减系数的分布。而在单层面扫描的特定场合,问题简化为由一系列一维投影估计一个射线衰减系数的二维分布。

目前最常用的扫描方案是平行射束和扇形射束。扇形射束可以转换为平行射束,也可以直接用扇形射束来重建。所有常规的图像重建算法都要求射线源和探测器处于同一断层平面。投影数据是探测器在各位置的读数,而综合各角度产生的读数成为一个"廓形"或"投影"。强度读数与放射源直接照射探测器时的读数之比值反映了衰减系数。根据式(5.22),廓形反映了射线源与探测器间各结构的衰减系数加和情况。

具体说一般先规定一个有限的平面区域,其中包含了要重建的全部目标结构,假设此区域外的衰减系数全部为零。这个平面区域通常包含在一个正方形或圆中,并总是划分成互不重叠的小区域的阵列,成为像素。重建算法的任务是综合所有投影数据求出每一像素的衰减值(图 5.15)。

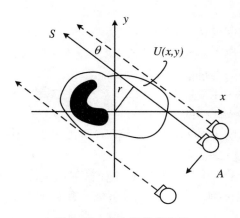

图 5.15 分布系数示意图

重建问题可以用下面的方程来描述：

$$P(r,\theta) = \int_{-\infty}^{\infty} U(x,y)\mathrm{d}l \qquad (5.23)$$

式(5.23)中，投影射线总和 $P(r,\theta)$ 以极坐标形式表示，它是距离 r 和与 x 轴的夹角 θ 的函数；$U(x,y)$ 是一重建平面中位置的函数，在任一点 (x,y) 的估计值为该点的线性衰减函数；l 是沿任一射线的路径长度。目的是通过(5.23)式得到 $U(x,y)$。

奥地利的 Radon 证明了在一定条件下(无限数据和无噪声)，式(5.23)的逆公式如下：

$$U(t,\theta) = \frac{1}{2\pi} \int_0^{\pi} \int_{-\infty}^{\infty} \frac{\partial P(r,\psi)}{\partial r} \frac{1}{t\cos(\psi-\theta)-r} \mathrm{d}r\mathrm{d}\psi \qquad (5.24)$$

因为现实世界中没有这样理想的条件，所以 $U(x,y)$ 的真实值无法求得。事实上，重建是在一有界、离散化的空间里对每个像素用一个估计值作近似。应该注意到射线是有宽度的，并且与每个像素相交是不同的，就是说任意给定的射线路径上总有些像素对吸收贡献较大，有些像素则贡献较小。对一个有 N 个像素的重建阵列以及有 M 个测量的射线总和，式(5.24)可以写成如下离散式：

$$P_j \approx \sum_{i=1}^{N} w_{ij} \cdot U(i) \quad (j=[1,M]) \qquad (5.25)$$

式(5.25)中，每个测量的投影或射线其总和 P_j 大致等于像素衰减值 $U(i)$ 的加权总和，其中 i 为所有 x,y 的下标。不过，加权矩阵 w_{ij} 是很稀疏的，只有在射线 j 与像素 i 相交处才不为零。每一条射线穿过的像素都将得到一个线性方程，M 条射线将得到一个线性方程组。如果 $M>N$ 的话，就可以解出每个像素点的 $U(i)$，也就是求出每个像素的衰减系数。但问题是实际中，N 可以达到 $10^4\sim10^5$，M 可以达到 $10^5\sim10^6$，再加上其他干扰因素，直接解这个方程组是不现实的。为此发展出了多种重建的数学方法：求和法(如简单的反射投影)、级数展开法(如迭代估计-修正)、变换法(如傅氏变换)、直接分析法(如卷积或滤波反投影)。目前最常用的是傅氏变换和卷积或滤波反投影(FBP)。其中最基本的方法是通过把经过某点的所有射线总和相加起来估计重建矩阵中每一点的密度。这种方法称为简单反射投影。

对有限的投影 P_j 数 M，每一像素 i 上的反投影图像的离散数值 $U(i)$ 可以由下式作数学描述：

$$U(i) = \sum_{j=1}^{M} P_j \cdot K_{ij} \quad (i=[1,M]) \qquad (5.26)$$

其中，K_{ij} 作为一特定的单位函数：当射线 j 与像素 i 相交，$K_{ij}=1$；当射线 j 与像素 i 不相交，$K_{ij}=0$。

一个圆点的简单反射投影所重建的星形物体如图 5.16 所示。星形的角数取决于投影的数目和方向。星的密度在中心最高，那里所有的投影都重叠。星形的密度分布是求和法的点扩散函数。由于重建的每个点的角都扩散到图像平面中相邻的重建点去了，所以重建的图像被模糊化了。

随着通过一点的反射投影射线数的增加，密度分布变成与 $1/r$ 成比例，其中 r 为和点间的距离。可以证明这样反投影的图像是真实图像与 $1/r$ 模糊函数的卷积。

另一种方法是傅氏变换，包含 3 步：

① 把一物体的投影变换到傅氏空间，其间它们产生在一中心截面上的值以定义该物体的部分傅氏变换(即它们为一些与原点相交的直线，其角度相应于真实空间中投影的方向)；

② 从中心截面上插值以充填傅氏变换空间；

③ 作傅氏反变换以得到关于该物体的估计。

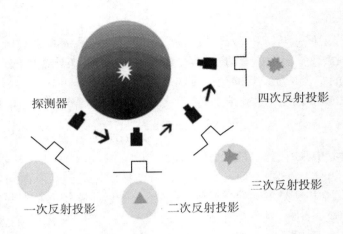

图 5.16　简单的反射投影过程

在数学上可以将(5.23)式两边取傅氏变换,得

$$\rho(\omega,\theta) = \int_{-\infty}^{\infty} P(r,\theta)\, \mathrm{e}^{-\mathrm{i}\omega r}\, \mathrm{d}r = \int_{-\infty}^{\infty}\int_{-\infty}^{\infty} U(x,y)\, \mathrm{e}^{\mathrm{i}\omega(x\cos\theta + y\sin\theta)}\, \mathrm{d}x\mathrm{d}y \qquad (5.27)$$

其中,$\omega = 2\pi k$,k 为沿 r 轴的空间频率,在式的右边作 $r = x\cos\theta + y\sin\theta$ 的替换。用一次笛卡尔坐标到极坐标的变换以及对角度变量 θ 从 0°到 180°的积分,求逆可以表示为

$$U(x,y) = \frac{1}{4\pi^2}\int_0^{\pi}\int_{-\infty}^{\infty} \rho(\varphi,\theta)\, \mathrm{e}^{\mathrm{i}\zeta(x\cos\theta + y\sin\theta)}\, |\varphi|\, \mathrm{d}\varphi\mathrm{d}\theta \qquad (5.28)$$

式(5.28)中,投影数据先在内积分中滤波($|\varphi|$ 为滤波函数),然后滤波后的投影数据在外积分中对所有点求和("反投影")。

为了消除边缘失锐效应,需要用 φ 对投影 $P(r,\theta)$ 进行有效滤波,将滤波函数与反投影信号相加,使各投影信号在其两旁出现正和负的成分,形成所谓滤波反投影信号。由于各次信号的叠加,这些正、负微小脉冲可以互相抵消,相当于消去了失锐部分,使图像与实际相似。这种滤波等效于将 $P(r,\theta)$ 与 $\varphi(t)$ 进行卷积运算:

$$Q_0(R,\theta) = P(R) * \varphi(R) = \int P(t)\varphi(R-t)\mathrm{d}t \qquad (5.29)$$

式(5.29)中,$P(R) * \varphi(R)$ 表示两者的卷积。

对应角度 θ 的反投影可写为

$$B_\theta(x,y) = \int Q_0(R',\theta)\delta(t-R')\mathrm{d}R' \qquad (5.30)$$

将角度 θ 从 0 变化到 π 相应的所有反射影值相加,可得到断层图像重建的衰减系数:

$$\mu(x,y) = \int_0^{\pi} B_\theta(x,y)\mathrm{d}\theta = \int\mathrm{d}\theta\int P_\theta(R',\theta)\varphi(t-R')\mathrm{d}R' \qquad (5.31)$$

这就是傅氏变换方法的原理公式。

以上介绍的是平行射束的情况,扇形射束的处理方法不再具体介绍。

获得了一个横截面的信息后,在第三个坐标轴方向上扫描,获得多个截面的数据,通过特定的算法可以获得三维信息。

5.8　医学影像存档与通信系统

医学影像存档与通信系统（PACS，picture archiving and communication systems）是近年来随着数字成像技术、计算机技术和网络技术的进步而迅速发展起来的，旨在全面解决医学图像的获取、显示、存贮、传送和管理的综合系统。PACS 在医院影像科室中迅速普及，如同计算机与互联网日益深入地影响我们的日常生活一样，PACS 也在改变着影像科室的运作方式。一种高效率、无胶片化影像系统正在悄然兴起。在这些变化中，PACS 的主要作用有：连接不同的影像设备（CT、MR、X 射线、超声、核医学等）、存储与管理图像、图像的调用与后处理。不同的 PACS 在组织与结构上可以有很大的差别，但都必须具有这三种类型的功能。对于 PACS，各个部门根据各自所处地区和经济状况的不同而可能有各自的实施方式和实施范围。不管是大型、中型或小型 PACS，其不外乎由医学图像获取、大容量数据存储及数据库管理、图像显示和处理以及用于传输影像的网络等多个部分组成，保证 PACS 成为全开放式系统的重要的网络标准和协议是 DICOM3.0。

建立 PACS 通常需要以下技术支持：

① DICOM 3.0 标准：采用 DICOM 标准并完全拥有 DICOM 底层的开发能力至关重要。

② 图像的存储技术：由于数字化后的图像数据容量巨大，在建立 PACS 时，必须全面规划存储方案和存储介质。存储方案关系数据容量、保存年限、调阅频率、数据库管理等多种因素。存储介质要根据存储方案加以选择，就海量图像的长期存储而言，光盘库等大容量存储设备是目前较佳的选择。

③ 计算机的选择：作为需要对图像进行处理和显示的政用计算机，对运算速度和显示器的分辨率有较高要求，通常要求奔腾 4 以上 CPU 和至少 17 英寸的高分辨率显示器。

④ 图像压缩技术：PACS 需解决如何利用有限的存储空间存储更多的图像，利用有限的比特率传输更多的图像的问题。图像数据的压缩和解压缩是 PACS 关键的技术之一。在 PACS 中医学图像压缩方法及软件的实现，要考虑编码速度、压缩效果、压缩效率、图像信噪比等因素。

⑤ 网络物理结构及网络应用结构：由于图像数据量较大，网络物理结构的主干网应选用光纤，终端工作站应选用百兆级以太交换网，图像数据容量不是很大的医院，使用 100 MB 主干网，10 MB 到终端工作站即可满足要求。网络应用结构最好采用 C/S 结构。

⑥ 计算机图像处理技术：利用先进的数字图像处理技术，对图像进行处理，突出病灶，结合各种统计数据，为医生做出更精确的病情诊断提供帮助。因此完整的 PACS 要具备较强的图像处理功能。

⑦ 非标准信号的采集和转换。

⑧ 系统集成及综合布线。

第 6 章　放射性核素在生物和医学中的应用

自从 1896 年贝可勒尔首次发现天然放射现象以来，人类对于"放射性"的认识不过百余年。在这短暂的时光中，核素的应用发展却可谓如火如荼，其中核医学便是其主要应用领域之一。

核医学（nuclear medicine）是一门利用开放型放射性核素诊断和治疗疾病的学科。它是核技术、电子技术、计算机技术、化学、物理和生物学等现代科学技术与医学相结合的产物。据应用和研究的侧重不同，核医学可分为基础核医学和临床核医学：前者主要包括放射性药物学、核素示踪技术、体外分析技术等，着眼于理论基础与实验技术的研究；后者则是利用核技术研究医学任务，关注提供病理、生理信息，辅之以诊治的功效。

本章 1～3 节介绍放射性核素在医学中的应用，4～7 节介绍放射性核素在生物学研究中的应用。读者可能会发现其中有部分重叠内容，这是因为生物学研究和医学应用之间并没有那么明显的界限，而这种重叠正说明了它们之间互相促进的关系.

6.1　核医学发展简史

6.1.1　理论创新

百年来，有近 20 位科学家在与核医学有关的领域研究中获得诺贝尔奖，可见该学科发展之快。

1923 年，物理化学家海维西（Hevesy）首先提出了"示踪技术"的概念，应用天然的放射性同位素^{212}Pb 研究植物（豆类）不同部位的铅含量。1935 年海维西又应用^{32}P 研究磷在活体的代谢途径等，同年，又创立了中子活化分析法，在核医学界被称为"基础核医学之父"，并于 1943 年获诺贝尔奖。

1926 年，美国波士顿内科医师布卢姆加特（Blumgart）等首先应用放射性氡研究人体动、静脉血管床之间的循环时间（将氡气注射到外周血管，然后从体外探测放射性到达远端某一器官或组织的时间，以观察其血流速度），在人体内第一次应用了示踪技术，布卢姆加特也被誉为"临床核医学之父"。

6.1.2　试剂研发

1934 年,Enrico Fermi 发明核反应堆,生产第一个碘的放射性同位素,这成为人工放射性同位素治疗疾病的开始。1937 年,Emilio Segre 和 Glenn Seaborg 发现^{99m}Tc,这种性能优良的短半衰期核素至今仍广泛应用。

6.1.3　相关仪器

1951 年,美国加州大学的 Cassen 用晶体加准直器研制成功第一台闪烁扫描仪,据此可获得放射性分布图像。1958 年,安格(Anger)研制出第一台 γ 照相机,称“安格照相机”,使得核医学的显像由单纯的静态步入动态阶段。1972 年,David Kuhl 博士应用三维显示法和^{18}F 脱氧葡萄糖(^{18}F-FDG)测定了脑局部葡萄糖的利用率,打开了^{18}F-FDG 检查的大门。这一进步成为正电子发射计算机断层显像和单光子发射计算机断层显像的基础,故人们称 Davich Kuhl 博士为“发射断层之父”。

6.1.4　确立与发展

1953 年,Robert Newell 首先提出核医学的概念,1970 年,美国医学会正式承认核医学为一个独立的医学专科。近几年来,随着分子生物学技术的迅速发展以及核医学技术的相互融合,核医学又形成了一个新的分支学科——分子核医学。分子核医学是应用核医学技术从分子水平认识疾病,阐明病变组织受体密度与功能的变化、基因的异常表达、生化代谢变化及细胞信息传导等,为临床诊断、治疗和疾病的研究提供分子水平信息甚至分子水平的治疗手段,成为医学影像技术走向“分子影像”时代的第一步。相关信息详见表 6.1。

表 6.1　与生物医学相关的放射技术的历史(至 1997)

时　　间	推动者	项　　目
1895 年	W. C. Roentgen	X 射线
1896 年	H. Becquerel	天然放射性物质
1898 年	M. curie/P. Curie	第一个放射性生物实验,镭的放射治疗
1923 年	G. de Hevesey	示踪技术
1927 年	Blumgart/Weiss	血液循环研究(Ra)
1931 年	E. O. Lawrence	回旋加速器
1934 年	E. Fermi	碘-129
1937 年	R. Stone	中子治疗
1938 年	Hertz, Roberts, Evans	用碘进行甲状腺的研究
1939 年	J. Lawrence	治疗用人造放射性核素

续表

时　间	推动者	项　目
1942 年	Hertz/Roberts	甲状腺功能亢进的治疗
1946 年	R. Wilson	提出质子和碳用于治疗
1951 年	Wrenn/Brownell,Sweet	PET
1954 年	J. Lawrence	质子治疗
1958 年	H. Anger	闪烁照相机
1970 年	G. Hounsfiel/A.	计算机断层技术
1972 年	Damadian	NMR 专利
1974 年	C. A. Tobias/J. Lawrence	重离子治疗
1997 年	GSI/PSI	电子束扫描和肿瘤离子疗法

不得不提到的是核医学的风险。目前多数的可靠数据来自广岛、长崎的受害者以及长期接受离子辐射的患者,切尔诺贝利的受害者也接受了调查分析。其中有一小部分关于基因突变和肿瘤发生的报道,但是数据的方差非常大。这些数据已经足够说明核技术的危险性。因此无论如何,在把这项技术广泛应用于我们生活的各方面前必须要经过慎重的考虑。

6.2　核医学显像技术应用

影像诊断,就是在不直接触及靶器官的情况下,采用各种现代技术,获取目标器官的图像,分析与正常图像的特征性差异,以达到诊断疾病的目的。根据不同密度组织对 X 射线的吸收系数不相同的原理,可以用 X 射线获得脏器的投影;利用超声波的反射特性,来获得脏器超声图像;利用磁场效应可以获得人体脏器的磁共振图像等等。CT、MRI 及超声显像主要是显示脏器或组织的解剖学形态变化,是建立在形态学基础之上的。核医学成像技术不同于上述各种,它的原理基于靶器官与非靶器官、正常组织与病变组织存在分布上的差异,靶器官病变组织细胞选择性摄取或因无正常功能而不摄取,放射性物质(显像剂)的分布就出现显著的不同。核仪器收集来自靶器官内部发射出的核射线信息,并根据各部位发射射线的密度用计算机生成图像,其影像与脏器组织的细胞功能、代谢活性、血流速度和排泄引流等因素有关,因此可以说脏器或组织的功能状态决定了影像的清晰度。由于病变过程中功能代谢的变化往往发生在形态学改变之前,故核医学显像也被普遍认为具有极高的早期诊断价值。核医学显像所用的仪器主要是 γ 照相机、SPECT 和 PET。

6.2.1　核医学影像诊断的特点

① 核医学影像诊断是一种将解剖形态与功能相结合的"功能影像"。在一张图像中即可以分析靶器官的形态大小和位置,又可以通过显像剂的分布分析靶器官的整体或局部功能。

② 在某些疾病的预前诊断中灵敏度准确性很高,在靶器官仅发生功能异常阶段就能反映出来。例如,对恶性肿瘤骨转移进行全身骨显像,可比 X 射线检查提早 3～6 个月检出。

③ 特殊的核医学显像对肿瘤的定性、定位诊断和某些定量诊断准确性好,其主要依赖于特殊的显像剂的使用及联合显像的技术发展,如核素标记单克隆抗体进行放射免疫显像判定肿瘤性质和寻找转移灶。

④ 诊断已进入细胞和分子水平。当前的核医学影像已经可以初步观察和分析脑、心肌细胞代谢。如用 PET 显像,可以观察大脑细胞在思维活动中的糖代谢变化情况、心肌细胞的除极和复极糖代谢变化及心肌梗死部位的无氧糖代谢情况和肿瘤的糖代谢情况。

⑤ 核医学影像检查是一种无创检查方法。虽然离不开放射性核素,但其用量极微,一次核医学检查病人受辐照剂量仅相当于一次 X 射线平片的十分之一,或一次 CT 检查的百分之一。其次,除特殊造影外无须动脉穿刺或插管,无创性大大提高了其应用范围。尤其是短半衰期 γ 射线的核素开发以后,孕妇、小孩已不再成为禁忌对象。

6.2.2　代谢显像

代谢显像是近几年来核医学显像发展一项重要进展,目前已较广泛应用于肿瘤的早期定性诊断、心肌细胞活性的判断以及脑代谢与神经功能活动的研究。常用且最重要的代谢显像剂为 ^{18}F-FDG。^{18}F-FDG 是葡萄糖的模拟物,可以被各种组织细胞摄取、吸收,在细胞内己糖激酶的作用下变成 6-磷酸-FDG 后,不再参与进一步的代谢过程。^{18}F-FDG 在细胞内的浓聚程度与细胞葡萄糖的代谢活性高低呈正相关,因此,^{18}F-FDG 的 PET 显像是一种生理、生化断层影像。

细胞增殖能力强是肿瘤细胞的行为特征之一,目前,最有潜力的增殖成像放射性示踪剂是 ^{18}F-氟代胸苷(^{18}F-FLT),^{18}F-FLT 被胸苷激酶-1 磷酸化后在肿瘤细胞中积聚,不能进一步参与 DNA 合成。另外还有在胆碱代谢显像中应用的示踪剂 ^{11}C-胆碱,在氨基酸代谢显像中应用的示踪剂 ^{11}C-蛋氨酸等新型放射性示踪剂的研发,实现了肿瘤各种靶点评估的可视化,有望为肿瘤患者提供特异性诊断、精确分期、治疗和疗效监测。

代谢显像主要应用于:

(1) 细胞活性与功能的研究

这方面的工作尤其是在心血管病的诊断与研究方面发挥了重要作用。我们知道,心肌细胞的存活是保证手术获得预期疗效的重要因素。如果心肌细胞已丧失活性,则无论多么成功的手术都无法改变心脏的功能状态。通过常规的显像方法诊断时常低估了心肌细胞的活性,贻误手术时机。由于心肌葡萄糖代谢显像可以区别心肌的病变是坏死,还是可逆性缺血(包括冬眠心肌和顿抑心肌),因此把它作为判断心肌细胞活性的"金标准"是当之无愧的。

(2) 肿瘤的早期诊断

肿瘤组织的生物学特征就是生长迅速、代谢旺盛、细胞葡萄糖载体增多和糖酵解代谢率明显增加。因此,肿瘤组织摄取 ^{18}F-FDG 量增高,PET 显像不仅有利于恶性肿瘤的早期诊断,还能应用于治疗后的疗效评价。如一个脑肿瘤应用 γ 或 X 刀等方法治疗后,如果肿瘤病灶的代谢活性消失,说明病灶已经彻底根除,如病灶区仍有活性则提示效果不佳或有复发,并能有效寻找出早期转移病灶。

（3）神经、精神类疾病以及脑功能的研究

代谢显像能准确了解生理状况和病理状态的神经细胞活动及代谢变化，并可用于研究不同的条件刺激下或思维活动状态时大脑皮质的代谢情况，不失为神经科学探索的又一工具。

脑葡萄糖代谢显像用于脑肿瘤诊断

葡萄糖是脑细胞的主要能量来源，^{18}F-FDG 是葡萄糖的类似物，由血液输送到脑，并穿透血脑屏障进入脑组织。己糖磷酸化后不能进一步再代谢，且不能再通过血脑屏障返回，而滞留于脑内。用 PET 或 SPECT 重建^{18}F-FDG 脑内分布影像，从而测定脑各局部葡萄糖的利用率，实现脑肿瘤的代谢显像，通过葡萄糖利用率与肿瘤细胞增殖和分化的相关性，可对原发性肿瘤进行体内分级（图 6.1）。

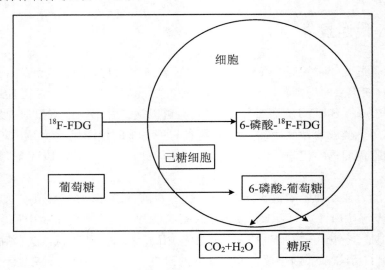

图 6.1　^{18}F-FDG 代谢过程

（1）脑肿瘤恶性程度判断

脑胶质瘤大多分为 4 级，Ⅰ级为良性，Ⅱ～Ⅳ级为恶性，其治疗方案和预后与其肿瘤恶性程度分级密切相关。FDG 在胶质瘤病灶的聚集量与其恶性程度分级正相关，PET 定性和定量分析（如局部葡萄糖代谢率等）结果，对判断胶质瘤恶性程度的准确度为 75%～96%。分析脑瘤 FDG 摄取水平可以用脑白质和皮质区摄取值作参照，白质区摄取值仅为皮质的 1/2～1/4，低度胶质瘤 FDG 摄取值与白质近似，高度胶质瘤摄取值可为白质的 2 倍，甚至高于皮质。

（2）确定肿瘤侵犯范围

高度胶质瘤常浸润邻近脑组织，但不一定产生明显的形态改变，分化好的低度胶质瘤亦可能在使用对比剂时无增强表现，从而 CT 和 MRI 可能低估肿瘤侵犯范围。PET 能更客观地描述肿瘤侵犯范围，还可描述病灶内部的局部活力状态，从而对手术治疗方案、放疗方案，尤其是立体定向放射治疗提供重要参考依据。

（3）鉴别肿瘤复发与纤维瘢痕

在鉴别肿瘤的辐射坏死和肿瘤复发,或鉴别术后早期组织反应与肿瘤残余灶,鉴别纤维瘢痕和肿瘤复发等方面,PET 优于 CT(表 6.1)和 MRI。复发灶呈 FDG 高摄取,而瘢痕坏死组织则呈低摄取。

表 6.1　^{18}F-FDG PET 对于各种肿瘤的诊断和 CT 比较

肿瘤类型	PET			CT		
	敏感性	特异性	准确性	敏感性	特异性	准确性
头颈部肿瘤	90%	94%	93%	82%	85%	85%
黑色素瘤转移灶	80%～92%	79%	81%～100%	60%	86%	—
胰腺癌	71%～100% 平均92%	64%～100% 平均82%	85%～93%	65%	62%	65%
卵巢癌	83%～93%	80%～92%	82%	67%～87%	43%～53%	72%
骨与软组织肉瘤	82%～97%	66%～93%	—	—	—	—
食管癌	88%	93%	91%	—	—	—
膀胱癌	80%～100%	63%～100%	—	—	—	—
睾丸肿瘤	50%～100%	85%～100%	—	—	—	—

注:CT 诊断数据仅列举与 PET 对比研究的资料

6.2.3　受体显像

受体显像是利用放射性核素标记的受体配体与组织中的受体特异性结合的原理,显示受体空间分布、密度及亲和力的显像技术,具有标记物分子小、容易合成、易到达靶器官、特异性强、图像好等重要优点,同时克服了排斥免疫反应,具有广泛发展前途,当前广泛应用于神经系统疾病的诊断。

放射性标记主要有直接标记法和间接标记法。直接标记法是通过氧化还原方法,把放射性核素直接嵌在配基上或替换其中某个元素,如常用的氯胺 T 法碘标雌激素衍生物。间接标记法主要是先通过耦联剂与配基结合,再与放射性核素络合,如 DTPA 耦联的奥曲肽(octreotide)可与 ^{111}In,^{90}Y,^{186}Re,^{131}I 等放射性核素结合。

脑肿瘤受体显像

脑的重要特征之一就是传递信息,这一过程是通过配体与相应的神经受体的作用而实现的。而脑内受体的含量极少,以 pmol 计,仅占全脑的百万分之一。因此,如此微量的受体应用其他影像技术不可能显示出来。将放射性核素标记的某些配体(激动剂或拮抗剂)引入体内后,将被相应的受体特异性摄取,通过 ECT 显像可以从分子水平显示出神经受体的分布、数量（密度）和功能（亲和力），为神经受体的研究提供了唯一无创伤的手段，因此受体显像图是真正的"分子影像"。现已证明，人类许多神经和精神疾病都与神经受体的异常密切相关，大脑内有30～50种神经递质配体，人们了解较多的有多巴胺 D 受体、乙酰胆碱受体、5-HT 受体、阿片受体、肾上腺素受体等。

目前临床研究与应用较广泛的为肿瘤神经多肽类受体显像，如生长激素释放抑制素（SST）与血管活性肠肽（VIP）受体显像。肿瘤类固醇及 δ 受体显像尚处于研究阶段。以 SST 受体显像为例，常用的显像剂为^{111}In或^{99m}Tc标记的奥曲肽（octreotide）。SST 受体显像对许多神经内分泌及非神经内分泌肿瘤均有着较高的灵敏度，是目前胃泌素瘤、胰岛素瘤、胰高血糖素瘤等肿瘤术前定位的首选方法。SST 受体显像不仅用于肿瘤的定位诊断、分期与预后评价，而且在肿瘤导向手术及奥曲肽治疗效果评估中也具有重要价值（图 6.2）。

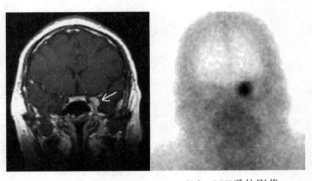

（a）MRI影像　　　　　（b）SST受体影像

图 6.2　脑膜瘤

（a）中箭头所指与（b）中阴影均指示肿瘤所在。显像清晰，定位准确

6.2.4　灌注显像

当向静脉中注入放射性核素标记颗粒，这些颗粒会随血液循环到达观察器官。血管内放射性颗粒与血流灌注量成正比，能反映动脉的血流灌注情况。同时其进入组织细胞的量与局部血流呈正相关，因此用显像仪器在体外进行多体位平面显像或断层显像，可以观察器官的生理病理情况，这种技术就称为灌注显像。

心肌灌注显像

常规用 SPECT 进行心肌断层采集。图像经处理重建成短轴、水平长轴、垂直长轴断层影像。正常心肌细胞具有摄取某些显像剂的功能，且其摄取量与心肌血流量成正比，缺血或坏死心肌的摄取功能减低或丧失，表现为心肌节段性放射性分布减低区或缺损区。SPECT 可比心电图、B 超等更早发现疾病，同时还可弥补冠状动脉造影不能观察心肌血流与活性的不足。常将静息和运动负荷状态下的心肌灌注显像用于冠心病心肌缺血的早期诊断、治疗方案的选择、疗效判断及预后估价。下面予以简略介绍。

表6.2　灌注显像结果与临床诊断参考

类型名称	影像特点		
	负荷影像	静息影像	临床意义
不可逆缺损	局限性放射性缺损	同前	心肌梗死
	局限性放射性减低	同前	严重缺血
可逆性缺损	局限性放射缺损或减低	原异常区消失或接近消失	心肌缺血
混合型	局限性放射缺损或减低	原异常区部分消失或接近消失,一部分同前	心肌梗死缺血
"补丁"型	—	花斑样散在放射性缺损或减低	心肌病

做心肌灌注显像时,病人先在医生指导下做运动试验,负荷状态下狭窄的冠状动脉灌注区血流量明显低于正常心肌。在运动高峰期时,心肌缺血充分暴露出来,由医生向其静脉中注射少量核素,此时心肌灌注显像出现局限性放射性减低缺损区,而静息影像减低缺损区消失或接近消失,此种缺损称为可逆性缺损,为心肌缺血的特征性表现。相比之下,心肌梗死灶由于相应血管闭塞及心肌细胞坏死或瘢痕形成,负荷影像与静息影像均为放射性缺损区,表现为不可逆缺损。

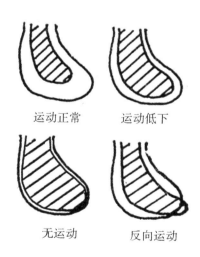

运动正常　　　运动低下

无运动　　　反向运动

图6.3　局部室壁运动分析

为了精确地观察^{201}Tl在负荷态和静息态之间心肌血流的再分布状况,我们还可借助SPECT来作心肌横切和纵切面的分析,以实现三维尺度的整体诊断,评估疾病的轻重程度和影响范围。目前,负荷态及静息态^{201}Tl心肌灌注扫描在诊断冠状动脉心脏病的灵敏度可超过90%,专一性则在80%左右,已成为早期诊断冠状动脉缺血性心脏病的重要的工具(图6.3～图6.5)。

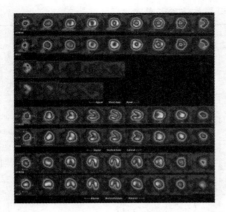 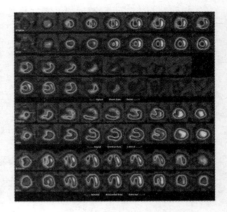

图 6.4　正常心肌灌注扫描影像

在三个互相垂直轴向的切面中,不论是负荷态或静息态的影像均未显示左心室的灌注缺损。

图 6.5　可逆性心肌灌注缺损

在负荷态影像中可见明显的灌注缺损在左心室的前壁中隔、中隔及下壁中隔。而静息态影像中可见灌注缺损程度减少。

6.2.5　反义基因显像

反义显像将以放射性核素标记的人工合成的寡聚核苷酸(AONs)引入体内,示踪病变组织中过度表达的目标 DNA 或 mRNA,经体内核酸杂交,显示基因异常表达的组织,但迄今只有少数报告。

c-myc 为肿瘤基因内的 DNA 结合蛋白转录子,其亮氨酸拉链结构能结合一种 max 蛋白,形成的复合物能与许多基因的 5' 端顺序结合。如此,c-myc 的过表达会导致一系列基因的表达,从而导致一系列细胞的恶性化。许多肿瘤细胞中都有c-myc的表达,Dewanjee 等合成磷酸二酯酶和磷酸硫酯两种单链 DNA,每条 15 个碱基,用放射性同位素^{111}In,^{125}I,^{99m}Tc 等标记反义 c-myc 寡核苷酸。结果表明肿瘤细胞对这两种反义 DNA 的摄取较高,提示了异常的基因表达。

反义基因显像的成功要求 AONs 具有体内稳定性、适当的核素标记、被靶细胞特异性摄取并滞留、非靶位的放射性快速清除、减少非特异性蛋白结合。

反义基因显像面临的主要问题是如何将核素标记的 AONs 高效地导入靶细胞,并与靶基因发生特异性的结合,寡聚核苷酸的结构选择,核素标记后对体内分布和药物代谢的影响。毒性和非特异性作用也是尚待解决的问题。尽管如此,反义基因显像仍是分子生物学家和核医学专家较为关注的领域,是当前国际研究的热点课题。

近年来,临床上用发射 β 射线的核素(^{90}Y,^{188}Re)成功标记 AONs,通过电离辐射生物效应的直接和间接作用,达到抑制破坏肿瘤细胞的目的。因此,将反义基因治疗和内照射治疗相结合,提出了核素反义基因治疗或基因靶向性放射性核素治疗的全新概念。其主要优点是在反义基因显像的基础上,更好地制定核素治疗剂量,最大限度地减少对正常组织的损伤。对此,下一节将进一步介绍。

6.2.6　多模式显像

医学影像学技术发展的目标是无创性获得人体解剖、生理、分子、基因等多方面信息,以期准确诊断疾病、早期评估疗效。现有的各种影像技术各具特点,在临床和基础研究上都发挥着重要作用,而将各种影像模式的优势和特色融合、兼备,实现多模式影像技术,正在成为影像领域发展的方向之一。目前,PET-CT 和 SPECT-CT 已经较为广泛地应用于临床,核医学所提供的功能影像加上 CT 的解剖结构影像,能提供更加精确的定性与定量信息,提高诊断效率。此外,PET-MRI、PET-超声、PET-光学成像、SPECT-MRI、SPECT-超声、SPECT-光学成像、PET-SPECT-CT 等多模式影像的融合技术也逐步从研究阶段向商业实用化方向稳步发展,有可能成为临床和基础研究的重要方法和工具。

PET 除了可以和 CT、MRI 融合在一起,还可以和超声分子影像联合应用。超声分子影像主要是指使微泡造影剂通过循环系统进入靶组织,应用超声造影技术来观察靶区在组织、细胞及亚细胞水平上的成像,能够在分子水平上无创性显示炎症、血栓、肿瘤的血管形成等,同时也可以辅助靶向治疗。由于超声对组织血流量相当敏感,且微泡造影剂可以连接各种基团比如整合素 αvβ3、放射性物质,超声分子影像技术和分子核医学的联合显像可以应用到以下方面:

① 肿瘤和新生血管的特异显像;

② 高危斑块的分子成像;

③ 血栓靶向性成像;

④ 炎症的增强成像;

⑤ 评价心脏移植后的急性排斥反应等。

2005 年,Huber 等将简单的 PET 探测器和超声融合,应用经直肠超声检查联合和引导 PEP 来诊断前列腺肿瘤及评估其治疗效果。此方法可以获得与 PET-CT 相当的特异性和敏感性,而且比 PET-CT 更经济实用。

在基础研究领域,PET 报告基因成像技术也可以与活体光学成像技术结合。活体光学成像技术是主要采用生物发光与荧光两种技术,利用灵敏的光学检测仪器,直接检测活体内的细胞活动和基因行为,因其操作简便、结果直观、测量快速、灵敏度高及费用低廉,在活体细胞示踪及药物研发等基础研究中有着广泛的应用。这一技术被广泛地用于研究基因的表达模式、评价基因治疗效果、评估肿瘤的发生和转移、监测移植器官等。通过基因重组技术将 PET 报告基因单纯疱疹病毒-1-胸苷激酶(herpes simplex virus-1-thymidine kinase,HSV-1-tk)、绿色荧光蛋白、荧光素酶融合在一起,形成一种多模式的报告基因系统,可以对实验动物进行活体 PET、生物发光和荧光多种成像,获得综合信息。计算机光学弥散体层成像(diffuse optical tomography,DOT)的出现使较为经济的 DOT 和 PET 设备的融合成为可能。DOT-PET 系统可以在乳腺癌、前哨淋巴结、大脑表面和四肢等相关疾病的诊治中发挥重要作用。Chatziioannou 等正在研究一种可以同时检测到可见光光子和 511 keV 的 γ 光子的探测器,以开发一种可以同时进行光学和 PET 的新型多模式仪器。

6.2.7 核医学影像诊断的局限

1. 图像的解剖结构分辨力不如 X 射线、CT、MRI 清楚

由于核素 γ 射线须发自靶器官,投给量十分有限,信息量低,并且设备造成的信息传递过程中的衰减是目前的一大难题。如准直器的影响,晶体、光电倍增管的探测效率,能峰控制,电路信息损失等,这些都影响了成像的精度。同时,一种显像剂只能显示一个特定的靶器官,与邻近器官的关系无法得知。

2. 图像处理复杂

同一种显像剂与不同的采集方法结合可以达到不同的目的。因此,图像处理针对性地使用不同程序进行,即使用同一种采集方法,为了满足临床需要,也会设计多种程序供选用。如平衡法心血池门控显影,就可以用 EF、SE、VF、PH、VL、WALL 等十几种处理程序和方法,适当地选择尤其重要。

3. 新兴学科,模糊概念多而精确定义少

如"占位性病变""凉结节""热区""热显像""缺损区""高填充""高浓聚灶"等诊断报告中的模糊术语,对临床确诊造成困难,这些均有待于经验的积累及特征性显像的深入研究加以解决。

6.3 放射性核素治疗

核医学发展到今天,可以说集化学、放射性科学、医学、分子生物学和药理学等多学科知识于一体。各种显像技术的发展促进了分子核医学治疗方法的发展,放射免疫显像、受体显像、反义基因显像和报告基因表达显像促使放射免疫治疗、受体介导放射性核素靶向治疗、放射反义基因治疗和基因转染介导核素靶向治疗的发展。

6.3.1 放射性核素治疗的原理

放射性核素治疗是将放射性核素或其标记物引入体内,核素聚集在病变部位发出射程很短的 β 粒子或 α 粒子,对病变进行集中照射,抑制或破坏病变组织,达到治疗的目的。

放射性药物浓聚是治疗的前提。由于适当的放射性核素或其标记物能选择性浓聚于病变组织,所以病变局部可受到大剂量照射,而正常组织所接受的辐射量很低,能够耐受。不同药物浓聚机制不同,主要有以下两种:

① 器官组织的生理功能主动摄取,如 ^{131}I 治疗甲亢时就利用甲状腺摄取无机碘的正常生理功能。

② 病变细胞或组织的某些病理特性摄取,如放射免疫靶向治疗是利用肿瘤抗原的特异

性抗体进入体内后能与相应的肿瘤抗原特异性结合这一特性,将放射性核素标记到特异性抗体上,起到杀伤肿瘤细胞的作用。

放射性核素衰变发出的射线主要有两方面的生物效应:一方面,直接作用于核酸、蛋白质等生物大分子,造成分子结构功能改变,起到抑制杀伤病变细胞的作用;另一方面,射线作用引起水分子电离激发,形成各种活泼自由基如 H· 和 HO· 等,自由基的细胞毒性作用是内照射治疗的机制之一。

放射性核素治疗与放疗有何区别

核素治疗的原理是利用核素发射出的 β 射线在病变组织产生一系列的电离辐射生物效应,通过辐射的直接和间接作用使机体有病的组织代谢紊乱失调,细胞衰老或死亡,从而达到治疗的目的。正常细胞和病变的细胞群体对核素射线的敏感性不同,一般细胞分裂活性越大对射线越敏感,浓聚放射性核素的能力也越强,因而射线在破坏或抑制病变组织的同时对正常组织可无影响或仅有轻微的影响。放疗依赖于各种放射源,从体外定位,对肿瘤进行照射达到治疗的目的。显然,射线要穿过一些正常的组织,会对它们造成一些伤害。

两者的另一区别在于放射性核素治疗主要是核素注入人体后,可自动进入病变区域照射,体内所有病变部位可同时照射而获得治疗;放疗主要在体外局部照射某一病变区,即照射一次只能治疗一个病变区,若体内有多个病变区则不能同时治疗,要分多次进行。

6.3.2 ^{131}I 治疗甲状腺功能亢进症

甲亢是一种常见疾病,具有发病率高、治疗时间长、易复发等特点。使用 ^{131}I 治疗甲亢已有60多年的历史,全球使用此方法已治愈二百余万人,是一种十分成熟的治疗方法,目前在国外已成为治疗甲亢的首选方法。

1. 功能测定

甲状腺高度选择性摄取无机碘以合成生理需要的甲状腺激素,功能亢进的甲状腺组织摄取量将更多:

$$甲状腺摄^{131}I率 = \frac{甲状腺部位计数率 - 本底}{标准源计数率 - 本底} \times 100\%$$

正常值:正常人的甲状腺摄 I 率随时间逐渐上升,24 h 达到高峰。

甲亢诊断标准:

① 3 h 与 24 h 甲状腺摄 I 率大于正常上限(0.85)为异常;

② 3 h 与 24 h 甲状腺摄 I 率比值大于 1 为高峰前移。

甲状腺核显像中的四种结节

(1)"热结节"

正常甲状腺步骤像见图 6.6。

结节吸收的放射性显影高于周围的甲状腺组织(图 6.7),这种结节一般是属于功能较高的结节,病人常有甲亢。热结节一般不会是癌性病变。

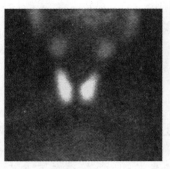

图 6.6　正常甲状腺影像位于颈前正中,气管两侧前位呈蝴蝶状,分左右两叶,中间有峡部连接

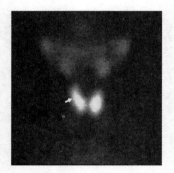

图 6.7　甲状腺右叶下极之"热结节"

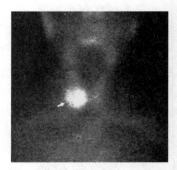

图 6.8　甲状腺右叶触及结节呈"温结节"

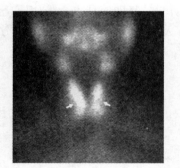

图 6.9　甲状腺双叶外侧"凉结节"

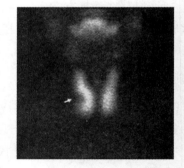

图 6.10　甲状腺右叶中极外侧"冷结节"

(2)"温结节"

结节的放射性显影与周围的甲状腺组织的放射性显影相同,如图 6.8 所示,这种结节多见于甲状腺良性肿瘤。

(3)"凉结节"

结节的放射性显影低于周围的甲状腺组织的显影,如图 6.9 所示,这种结节也多见于甲状腺的良性肿瘤,也可见于甲状腺恶性肿瘤。

(4)"冷结节"

结节没有放射性显影,如图 6.10 所示,这种结节见于多种疾病,既可以是甲状腺癌,也可以是各种良性病变(如囊肿、出血及纤维坏死等)。但是,如果冷结节较大,与周围甲状腺组织分界不清楚,而且是单一性结节,就要注意甲状腺癌的可能性。

（转自 http://www.hebjtt.gov.cn/wangxiufang/jiankang/jkbd/jbfz/nfm/jzx/jzx23.html）

2. 辐射治疗

^{131}I 衰变时主要发射出 β 粒子,射程短,为 2～3 mm,一般对周围正常组织无影响。大剂量 ^{131}I 浓聚进入功能亢进的甲状腺组织,使这些组织在 β 粒子集中且较长时间的作用下将遭受部分抑制或破坏,达到类似部分切除甲状腺的效果,减少甲状腺激素的形成,从而达到治疗甲亢的目的。

3. 适应证

① 甲状腺呈中度弥漫性增大,年龄在 25 岁以上的患者;
② 对抗甲状腺药物过敏,治疗效果不理想或治疗后复发者;
③ 手术禁忌、手术后复发或不愿手术者;
④ 甲状腺 ^{131}I 的有效半衰期大于 3 d 者。

4. 治疗效果

经过 60 多年的实践,^{131}I 治疗甲亢的疗效已为国内外所肯定,与药物和手术同为治疗甲亢的有效方法。服药 2～3 周后,甲亢症状逐渐减轻,甲状腺逐渐缩小,体重增加。根据我国 1977～1991 年发表的 11 篇 ^{131}I 治疗共 4 167 例甲亢病人(随访5～24年)的结果分析,治愈 3 758 例(90.2%),有效 202 例(4.8%),无效 192 例(4.6%),复发 15 例(0.4%),总有效率达 95%。

6.3.3　骨转移癌核素内照射治疗

晚期恶性肿瘤常伴发骨转移,约 50% 以上的患者会出现日益严重的剧烈骨痛。目前骨转移癌常用的治疗方法有外科手术、外放射治疗、激素疗法、化学药物疗法、放射性核素治疗等,其中放射性核素治疗是近年来发展较快、疗效较好的一种新方法。

1. 治疗原理

治疗骨肿瘤的放射性药物具有很好的趋骨性。因为骨肿瘤病灶组织受到破坏后,成骨细胞的修复作用活跃,所以放射性药物静脉注射后大量浓聚在骨转移部位。利用放射性药物发射的 β 射线可以对肿瘤进行照射,达到止痛和破坏肿瘤的目的,但具体机制尚待阐明。

2. 适应证

① 经临床、骨显像、放射或病理检查确诊的骨转移癌患者;
② 骨转移癌所致的剧烈骨痛,药物治疗、化疗和放疗效果不佳或无效者;
③ 白细胞计数 3.5×10^9/L 以上和血小板计数 80×10^9/L 以上的骨转移癌患者。

3. 治疗效果

可治疗骨转移的放射性药物中美他特龙(^{89}SrCl$_2$)效果最好。美他特龙对晚期癌症所造成的骨转移产生的剧烈疼痛有显著的镇痛作用。注射美他特龙后,大多数骨转移骨痛患者有明显的镇痛作用,半数以上更有机会完全消痛,非一般吗啡止痛药所能相比;用药周期长,一次注射可以止痛 3～6 个月;辐射剂量低,对周围环境、人员影响少,对骨髓造血功能影响小。

放疗是最常用的骨转移所致疼痛的姑息疗法,对于局限的转移病灶效果较好,但该方法仅对投照局部的病灶有效,且不良反应重,对于广发、多发的骨转移灶应选用内照射治疗。

核素治疗与化疗比较而言其优势是靶向治疗,不良反应小,而后者可能因为某些肿瘤对化学药物不敏感而达不到预期的治疗效果。

6.3.4　放射性核素基因治疗

基因治疗是通过基因操作将具有正常功能的基因转至患者体内进行表达,替换或替代疾病基因,从而达到治疗疾病的目的。

放射性核素标记基因不仅可以为多种恶性肿瘤的早期诊断提供一种无创伤的灵敏方法,而且通过使用适合治疗用的放射性核素进行标记,可起到导向治疗肿瘤和其他有异常基因表达疾病的作用。

针对肿瘤的放射性核素基因治疗是在结合放射性治疗与基因治疗优点的基础上提出的,不管是通过利用对放射易感的基因增强剂控制自杀基因的选择性表达,还是利用依赖氧的增强剂来产生选择性治疗基因的表达,放射性核素基因治疗都为肿瘤的治疗打开了一扇新的窗户。

目前普通的基因治疗尚存在着诸如成本高昂、基因载体有毒副作用大、转染率低以及可能带来基因突变等问题,这些都限制了这一技术的应用。放射性核素基因治疗则同样存在上述的种种问题,特别是细胞膜的转运问题限制着目前基因治疗中发展最快的反义显像和反义治疗。因为不管是反义显像还是反义治疗都需要 AONs 跨越细胞膜进入细胞,而即使在最理想的条件下,也仅有很少量的 AONs 能进入细胞。探寻与报告基因表达产物有更高、更特异亲和力的报告探针也是当前研究的热点。

6.3.5　放射性核素治疗药物

1. 以人体特定脏器吸收为摄取机制的一类介入治疗药物

以毛细血管栓塞和细胞吞噬作用为摄取机制的治疗肝癌的放射性药物,如 ^{90}Y, ^{166}Ho, ^{198}Au, ^{32}P, ^{188}Re$_2$S$_7$ 胶体或微球类甚至颗粒直径更大的树脂微球类放射性药物。今后需不断改善其体内稳定性和药物的代谢动力学性质,以使其更加安全、有效和使用方便,有显像和放射化学治疗的双重作用的目的。

2. 抗体和肽类药物

抗体和肽类药物进行受体研究有可能从分子水平去探索生命体内活体组织的代谢和生命活动的化学变化过程,从而揭示人类的生老病死的某些自然规律。研究探索诸如"细胞间如何传递信息""传递中如何识别分子""生病时生物信息的传递如何被阻断"等问题。

3. 基因治疗药物的研究

转基因治疗实际上就是"细胞自杀机制",把放射性药物(或叫前体药物)生物转化为细胞毒性药物,并杀死靶细胞(图 6.11),主要方法有如下:

① 感药性基因治疗,作用途径为外源基因→酶→前体药;

② 细胞因子免疫治疗,以提高人体免疫力进行治疗;

③ 抗药性,通过增强正常组织对药物的抵抗能力来治疗;

④ 抑癌基因和反义分子,用人工寡聚核苷酸片段与致癌基因结合并封闭之。

其中,对药物敏感性或感药性基因治疗(也称为转基因治疗)的研究报道较多。其特点主要有:放射性前体药物分子能进入细胞内部而不引起免疫反应;DNA 水平上干扰、破坏和照射病变细胞;杀伤力大;用药量小。

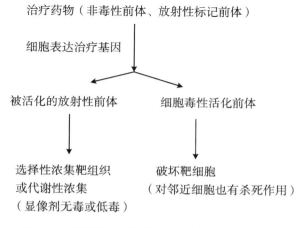

图 6.11　基因自杀或选择性前体活化基因治疗原理

4. 乏氧组织放射性药物

还原酶在人体内无处不在,若某组织异常导致还原酶过多,便成为乏氧组织。乏氧是多种肿瘤和心血管疾病的重要特征之一。还原酶如与硝基咪唑类(碘化氮霉素糖苷,IAZA)等低氧化还原电位底物作用,便既可使标记物选择性滞留,也能增强靶组织对射线的敏感性。据此人们研制了一系列的乏氧类显像剂和治疗剂(图 6.12)。

经典的放射性药物的应用潜力随着现代科技的发展而得到不断地挖掘,包括制备工艺、用途、给药途径和显像治疗方案的优化配置。对于抗体和肽类放射性药物,一方面可直接利用基因工程制备新型抗体和肽,另一方面可采用双功能基团标记金属放射性核素。这样不仅能利用性质优良的核素,而且可改善药物的体内动力学。乏氧放射性药物的研究将更注重于非硝基咪唑类化合物,并有望用于治疗。基因治疗将继续寻找有效的标志基因、治疗基因和有效载体药物,并期望在此基础上了解病毒细胞生长及增生的周期、肿瘤内新生血管特性、靶组织定位表达时间和表达水平。同时,基因调控将与其他放射性诊断和治疗药物更加紧密地结合在一起,以进行更有效的显像和介入治疗。

目前常用的治疗用放射性核素及其生产方法列于附录 3。

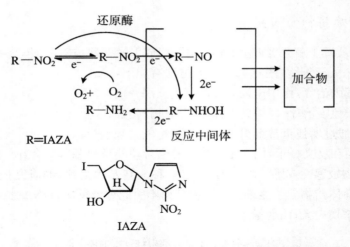

图 6.12　硝基咪唑在还原酶作用下选择性地与乏氧组织结合机制

6.4　放射性核素在分子生物学中的应用

6.4.1　Southern 印迹杂交(Southern Blotting)

　　1975 年,Southern 建立了一种用于检测基因组 DNA 特异性的方法,用一种或多种限制酶消化基因组 DNA,通过琼脂糖凝胶电泳按大小分离所得的片段,随后使 DNA 在原位发生变性,并从凝胶转移至一固相支持体(硝酸纤维素滤膜或尼龙膜)上。DNA 转移至固相支持体的过程中,各个 DNA 片段的相对位置保持不变,用放射性标记的 DNA 或 RNA 与固着于滤膜上的 DNA 杂交,经放射自显影确定与探针互补的电泳条带的位置(图 6.13)。

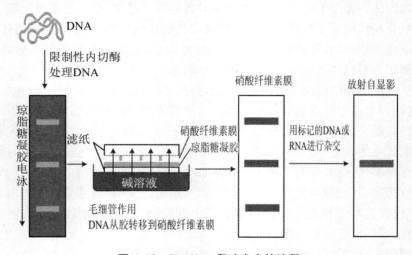

图 6.13　Southern 印迹杂交的流程

Southern 印迹技术在分子生物学研究中有着重要的应用,可进行克隆基因的酶切图谱分析、基因组基因的定性及定量分析、基因突变分析及限制性长度多态性分析(RELP)等。

DNA 指纹是一个新的法医手段,如同名字所暗示的那样,在每个个体各有不同的信息,可以像指纹那样作为个体身份识别的指标。DNA 指纹基于序列多态性——平均来说两个个体的基因组间,每 1 000 bp 会有 1 bp 的微小差别。这些差别有时会表现在限制性内切酶识别位点,引起酶切后片段大小的分布在不同个体间的差别,这种差别又被称为限制性长度多态性(RFLP)。借助 PCR 技术扩增微量 DNA,结合 Southern 印迹探查 RFLP,法医们现在可以从一根头发、一滴血液中寻找线索。

由于 DNA 酶对 DNA 上形成核小体(nucleosome)的区域无法有效切开,Southern 印迹另一个应用是 DNA 的核小体定位。DNA 样本用 DNAse I 处理以后,有可能在每 1 000 bp 处获得一个切口。按照概率,DNA 分子在处理后会得到各种大小的片段。但有些分子区段会因被核小体覆盖而不能被切开。处理后,蛋白质被酚抽提去除,再用限制酶去切感兴趣的基因上的特殊区域。理论上通过以上步骤得到的产物中存在限制酶位点起始的各长度片段,但是包含有核小体的区域到限制酶位点之间长度的片段将空缺。在电泳分离并用放射探针杂交后,利用放射自显影技术,就可以观察到这样的现象,进而推断核小体的位置。

6.4.2　Northern 印迹杂交(Northern Blotting)

在同一生物个体中 DNA 没有差别,但是其表达的不同 RNA 含量却有很大差别。这一方面表现在不同组织细胞中 RNA 表达的种类与含量不同,另一方面表现在不同时期同一组织细胞中 RNA 表达的种类与含量不同。Alwine 等于 1977 年开始使用的 Northern 印迹技术是检测基因表达出的 RNA 含量的有效方法。简单地说,Southern 印迹检测的样本是 DNA,而 Northern 印迹检测的样本则是 RNA,其流程简述如下:

① 分离提取 RNA;
② 制备琼脂糖甲醛变性凝胶;
③ RNA 样品处理、定量、溶解 RNA 于甲酰胺甲醛变性液中;
④ 电泳;
⑤ 将 RNA 转移到硝酸纤维素膜上;
⑥ 80 ℃烘烤,使 RNA 牢固结合于膜上;
⑦ 预杂交,杂交类似 Southern;
⑧ 1×SSC,0.1%SDS 和 0.5×SSC,0.1%SDS 洗膜;
⑨ 放射自显影。

另外,再介绍一种用放射性标记的 RNA 分析 mRNA 端点的方法——S1 核酸酶作图对 mRNA 的端点进行分析之前必须知道 mRNA 的核苷酸序列,也就是必须获得该基因的核苷酸序列。首先,预先判断 mRNA 的端点位置,设计一段覆盖该端点的寡核苷酸,并作末端放射性标记。然后,将该标记的寡核苷酸与 mRNA 混合,退火,形成杂交体。在 S1 核酸酶作用下,呈单链状态的 DNA 和 RNA 被降解,保留 DNA-RNA 杂交体双链,最后通过凝胶电泳检测 DNA-RNA 杂交体中标记的 DNA 单链的分子量大小,从而推断 mRNA 的末端序列,其工作原理见图 6.14。这种方法既可以分析 mRNA 的 5' 端也可分析 3' 端。

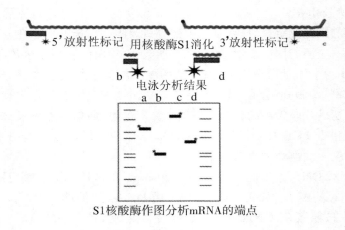

S1核酸酶作图分析mRNA的端点

图 6.14　S1 核酸酶作图示意

6.4.3　原位杂交(situ-hybridization)

　　原位杂交技术是分子生物学和组织化学的结合,用放射标记(或非放射标记)的 DNA 或 RNA 为探针与组织切片或培养的细胞在原位按互补关系结合形成稳定杂交分子,杂交后,可做放射自显影,通过计数银颗粒,观察银颗粒的分布对待测核酸进行定位定量分析,从而检测组织细胞内特定的 DNA 或 RNA 的表达情况。

　　与其他核酸分子杂交相比,原位杂交有这样的特点:可对组织细胞中特异的核酸序列进行细胞定位;可研究阳性细胞在组织器官内的分布;取材少;不需要提取核酸,操作简单(图 6.15)。

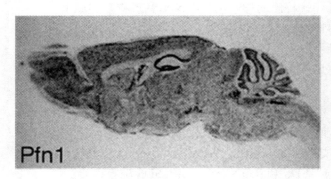

**图 6.15　鼠大脑矢状面,放射标记原位
杂交,示 Pfnl 基因的表达**
(来自 EMBO Journal(2007)26:2991 - 3002)

制备放射性标记的 DNA 探针与 RNA 探针

　　上文所提到的 Southern 印迹、Northern 印迹、原位杂交等无一例外地需要 DNA 探针或 RNA 探针。所谓探针,就是一段被同位素或其他方法标记的 DNA/RNA 序列,可以和

样品中的目标序列以碱基互补方式结合以指示目标序列的存在。

直到 20 世纪 70 年代初期，还只能通过代谢标记法使放射性标记掺入到核酸分子上。这种方法不但需要使用大量放射性标记物，纯化目的核酸费时费力，而且只能用于少数 DNA。20 世纪 70 年代发展了切口平移法，利用 E.coli 的 DNA 聚合酶 I 在核酸一条链有缺口时的 5'→3' 外切酶活性及其聚合酶活性，使切口由于 5' 端核苷酸去除与 3' 端核苷酸加入的同时进行而发生平移，在此过程中用高放射活性的核苷酸置换了原有的核苷酸。同时期发展出来的另一种方法是用 T4 噬菌体多核苷酸激酶催化的磷酸化法，此法将 ATP 的 γ-磷酸转到 DNA 或 RNA 的 5' 羟基端（Richardson，1977）。

这两种方法制备的探针也有一定局限性。磷酸化法只能在 5' 端导入放射性标记，制约了探针的比活度。切口平移法产生的探针是一个含模板 DNA 序列的片段，在互补杂交时会发生竞争。后来建立的单链探针合成方法则解决了这些问题，把 DNA 区段体外转录成高比活度的单链 RNA，效率较高，而且 RNA 探针与 DNA 和 RNA 形成的杂交体比 DNA：DNA 杂交体要稳定得多。

6.4.4 DNA 序列测定

目前应用的两种快速序列测定技术是 Sanger 等（1977）提出的酶法及 Maxam 和 Gilbert（1977）提出的化学降解法。由于 Sanger 法简便快速，现今广泛采用，因此这里只对 Sanger 法作简要介绍。

Sanger 双脱氧链终止法引入双脱氧核苷三磷酸（ddNTP）作为链终止剂。ddNTP 与普通 dNTP 不同之处在于它们在脱氧核糖的 3' 位置缺少一个羟基。它们可以在 DNA 聚合酶作用下通过 5' 三磷酸基团掺入到正在增长的 DNA 链中，但由于没有 3' 羟基，它们不能同后续的 dNTP 形成磷酸二酯键，因此，正在增长的 DNA 不可能继续延伸。这样，在 DNA 合成反应中加入少量的一种 ddNTP 后，链延伸将与偶然发生却十分特异的链终止展开竞争，反应产物是一系列的核苷酸链，其长度取决于从开始 DNA 合成的引物末端到出现过早链终止的位置之间的距离。在 4 组独立的酶反应中分别采用 4 种不同的 ddNTP，结果将产生 4 组寡核苷酸，它们将分别终止于模板链的每一个 A、每一个 C、每一个 G 或每一个 T 的位置上（图 6.16）。

以前所有 DNA 测序反应都用 $[\alpha\text{-}^{32}P]$dNTP 来进行，然而 ^{32}P 发射的强 β 射线造成两个问题。首先，由于发生散射，放射自显影上的条带远比凝胶上的 DNA 条带更宽、更为扩散，因此将影响到所读取的序列的正确性并制约从单一凝胶上所能读出的核苷酸序列的长度。其次，^{32}P 的衰变会引起样品中 DNA 的辐射分解，因此 ^{32}P 标记的测序反应只能保存一两天，否则 DNA 将被严重破坏以致测序凝胶上模糊不清，真假莫辨。

$[^{35}S]$dATP 的引入大大缓解了上述两方面的矛盾。由于 ^{35}S 的衰变产生较弱的 β 粒子，其散射有所减弱，凝胶和放射自显影片之间在分辨率上相差无几，因此可以从一套反应中确切测定数百核苷酸的 DNA 序列。此外，^{35}S 的低能辐射所引起的样品分解比较轻微，因此测序反应可在 -20 ℃ 保存一周，而分辨率不见下降。

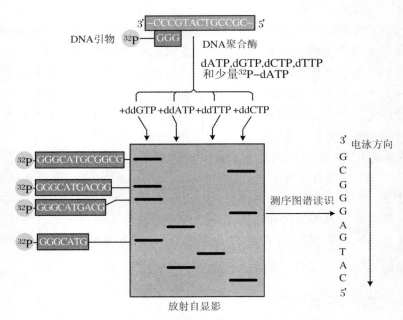

图 6.16　Sanger 双脱氧链终止法测序示意

6.4.5　^{32}P 放射性标记检测蛋白质的磷酸化

蛋白质的磷酸化是指由蛋白激酶催化的,把 ATP 或 GTP 之 γ 位的磷酸基转移到底物蛋白质氨基酸残基上的过程。其逆转过程是由蛋白磷酸酶催化的,称为蛋白质的脱磷酸化。蛋白质可逆磷酸化的调节在信号转导过程中有重要作用,是细胞生命活动的调控中心。

蛋白质在体内可以被［^{32}P］正磷酸盐、在体外可以被［γ-^{32}P］ATP 磷化。通过代谢标记了 ^{32}P 的蛋白质又可以通过 2D 凝胶及放射自显影探测出。在 2D 凝胶电泳中,抽提出的蛋白质混合物先经过第一相的 pH 梯度分离。由于不同蛋白因具有不同的等电点而在各自特定的 pH(pI)下失去电荷,在电泳时便驻留在 pH 梯度胶条的相应 pH 区域,这样经过第一相电泳,蛋白质按等电点分离开。在第二相电泳中,蛋白质再按照分子量大小在另一个方向上分离开(图 6.17)。最后得到的凝胶中含有标记蛋白的区域会在放射自显影时显现出,那么就可以在凝胶上找到对应的蛋白,进行进一步的分析。

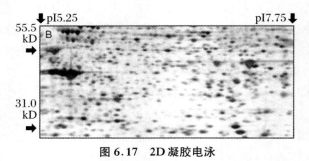

图 6.17　2D 凝胶电泳

(横向为等电点分离,纵向为分子量分离)

通过质谱,可以分析出对应的被磷酸化的是何种蛋白。要进一步确定磷酸化位点,可以使用 Edman 降解的方法,一边降解一边测定放射性的变化,最后确定被磷酸化的氨基酸。

6.4.6　蛋白与核酸的作用

可以与核酸特定区段结合的蛋白通常预示着转录因子存在的可能性,如人细胞中的 NF-κB、植物中的 HDZip 等。这里介绍的 EMSA 实验(electrophoresis mobility shift assay,又称 gel shift)就是一种搜寻这种关系的方法。

EMSA 技术基于的事实是 DNA∶蛋白复合物在凝胶中迁移的速率相对慢于单独的 DNA 而可以被分离开。DNA∶蛋白复合物被分离开的可能性很大程度上取决于该复合物在进入凝胶这一段时间内(比如 1 min 内)的稳定性。序列特异性的相互作用通常很短暂,但在低离子强度下可以被稳定。另外,凝胶的"牢笼"效应也可以阻止蛋白和原先结合的 DNA 分开,即使它们的相互作用已经被破坏。

通常最好使用低浓度的 DNA。DNA 在和组织提取的蛋白混合物混合前可以用 ^{32}P 标记,当然也可以用其他诸如生物素、荧光素等标记。在凝胶电泳后,就可以通过放射自显影找到 DNA∶蛋白复合物,回收后做进一步分析。

6.5　放射性核素在细胞生物学中的应用

6.5.1　测定线粒体内膜电势

线粒体是一种重要的细胞器,参与细胞的有氧呼吸,产生 ATP 为细胞提供能量。现在认为线粒体产生 ATP 的过程与其内膜中 pH 梯度产生的电势有重要关系,但是线粒体本身过于微小,通常用于测量神经细胞电势的微电极根本无法插入线粒体内膜,所以直接测量内膜电势很困难。于是研究者们将放射性的 $^{42}K^+$ 以及痕量的缬氨霉素添加至线粒体中,尽管线粒体内膜通常对 K^+ 不具通透性,但缬氨霉素作为一种离子载体可以将 K^+ 包裹于亲水的内部而将它们送入膜内。在缬氨霉素存在的条件下,$^{42}K^+$ 顺应膜电势穿过内膜,聚集于线粒体基质中。

微量的 $^{42}K^+$ 和缬氨霉素不会影响线粒体的氧化磷酸化,或者说不影响内膜电势。在平衡时,测得基质中放射性 K^+(K_{in}),约为环境中放射性 K^+(K_{out})的 500 倍,代入 Nernst 方程:

$$E = -59\lg\left[\frac{K_{in}}{K_{out}}\right] = -59\lg 500 = -160\ (\text{mV})$$

这就得到了内膜电势。

6.5.2　研究基因的表达(run-on 转录分析)

在高等真核生物中,多数基因的表达受到其转录的调控。Run-on 转录分析就是一种研究基因转录情况的实验。提取出的细胞核用^{32}P 标记的核糖核苷酸孵浴一段时间(5 min 或更少)。在这一过程中,RNA 聚合酶继续细胞核提取时已经开始的转录,将标记的核糖核苷酸添加到增长中的 RNA 链上,但是要注意的是几乎没有新的基因转录发生。RNA 中掺入的放射性总量就是基因总转录水平的一种度量,表明了转录的速率。

图 6.18 所示为不同组织中的 RNA 产生量,表明特定基因的转录只在它所表达的细胞类型中发生。从老鼠肝脏、肾脏和脑组织中提取的细胞核经过了^{32}P-UTP处理,产生的标记 RNA 与固定在硝酸纤维膜上的相应 cDNA 杂交。其中每个斑块代表一种不同的基因,最下排的左边 3 个基因为表达于所有细胞中的 actin,tubulinα,tubulinβ,右边 2 个为质粒 DNA 和 tRNA,都是作为对照的。在洗去没有杂交上的 RNA 后,与 cDNA 互补的 RNA 被留在膜上,并经过放射自显影显示出来。注意 3 种不同组织中不同基因表达的差异。

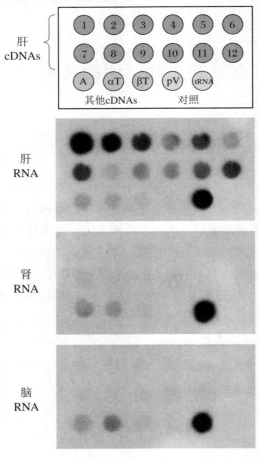

图 6.18　不同组织中的 RNA 产生量

(来自 *cell*,1981)

6.5.3　胞内运输的研究

神经元是一种高度特化的细胞,由 4 个主要部分组成:细胞体、树突、轴突和轴突末梢。主要的蛋白质等生物分子都是在细胞体内合成,在轴突末梢中却无法合成,那么必然有某种运输机制将细胞体内合成的物质运送沿轴突到轴突末梢。在 1960 年末,研究者发现放射性标记的氨基酸可在注入神经中枢后被细胞体吸收并掺入到新合成的蛋白质中。一旦新的实验方法产生,获得新知的大门就被打开。为了研究这种运输机制的运输速率,Lasek 和 Ochs 各自独立地开始了一系列研究。坐骨神经由于具有相当长的轴突而成为了理想的实验材料。他们将放射性标记的亮氨酸([^{3}H]leucine)注入 L7 背根神经节,那里正是脊髓束的细胞体所在之处。一段时间后,他们将轴突切成多个小段,用液闪分析其中的放射性。Lasek 测量了注射后从 14 h 到 60 d 的放射性在轴突上的分布。在第 6 d 的时候,大量的放射性进入轴突。到第 60 d 时,多数的放射性到达了轴突的末梢。有意思的是,他发现不是所有的放射性都以相同的速率传递,这表明有多种运输机制存在。Ochs 则在短一些的时间内进行了更精确地观察,2~8 h 内多数放射性仍然停留在细胞体内,而另一小部分则已经进入轴突,这验证了 Lasek 的发现(图 6.19)。

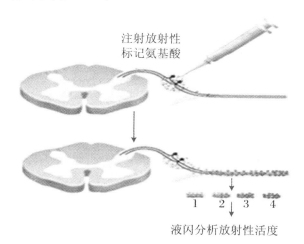

注射放射性
标记氨基酸

1　2　3　4

液闪分析放射性活度

图 6.19　坐骨神经不同被标记蛋白运输速率

6.5.4　细胞 DNA 损伤及修复的研究

DNA 是细胞的重要遗传物质,诱变剂、射线等都能引起细胞的 DNA 损伤。DNA 损伤后若不能修复,则细胞可能走向死亡,或者修复异常可导致畸变。无论是高等还是低等的生物,都具有修复 DNA 损伤的能力。其中一种 DNA 修复方式涉及 DNA 损伤的剪切过程,并见于细胞周期的各个时相。为与 DNA 复制期间的 DNA 合成活性相区别,称这种 DNA 修复性活性为非程序的 DNA 修复合成。因此,在 DNA 修复实验中,将体外培养的细胞暴露于测试成分(如诱变剂)中,则 4 种碱基的一种非程序的掺入,可以用作 DNA 修复的指标,反映 DNA 损伤的程度。

实验中,将细胞同时暴露于测试成分和放射标记的碱基中一段时间,然后将细胞用乙醇与冰乙酸固定，再进行放射自显影，便可观察到细胞内出现的银颗粒，细胞 DNA 修复合成的水平就可以直接以银颗粒数来比较。

　　另外一种方法是利用前面提到的缺口平移技术。由于大肠杆菌 DNA 聚合酶 I 的 5' 切除活性和 3' 聚合活性，切口将沿 DNA 平移，因此，新合成链的数目可以衡量 DNA 损伤造成的切口，进而衡量 DNA 受损伤的情况。实验过程也需要放射标记的核苷酸和放射自显影，过程和前面介绍的类似，这里就不再赘述。

6.5.5　细胞分化中的研究

　　细胞分化是指同一来源的细胞通过分裂逐渐产生结构和功能上稳定性差异的过程，其本质是基因的选择性表达。生物体通过细胞分化来形成不同的组织器官，细胞分化的异常可以导致发育失败、疾病以及肿瘤的发生。

　　动物体内的大量细胞往往是由相关的干细胞分化而来的。以我们的皮肤为例，体表的复层上皮细胞由底层的干细胞层分化新的角质细胞推向表层，表层的老细胞又不断剥落，周而复始，完成表皮的更新。

　　但是，肠道的上皮则不同，它仅由单层的细胞组成，因为过厚的肠道上皮会妨碍吸收营养的功能。更新这层上皮的工作就必须要小心谨慎，如果干细胞分化过慢，肠道上皮会因磨损得不到修复而发生溃烂；如果分化过快，则会形成复层的上皮，有可能向肿瘤方向发展。为了研究这个更新过程中干细胞的分化情况，可以将位于凹陷（Crypt）内的干细胞用 Pulse-Chase 法标记上放射性，在未来的一段时间内可以通过放射性来追踪干细胞的分化（图6.20）。放射标记的胸腺嘧啶加入到培养有肠道上皮组织细胞的培养基中，分裂中的细胞吸收了标记的胸腺嘧啶，并且将它们组装到合成的 DNA 中。标记的胸腺嘧啶在一段时间后被洗去，并重新加入未标记的胸腺嘧啶。故该时间后分裂的细胞就没有被放射标记。结果的照片中黑色的颗粒标示被标记的细胞，可以看到不同时间段里这些最初分化出来的细胞的分布情况。

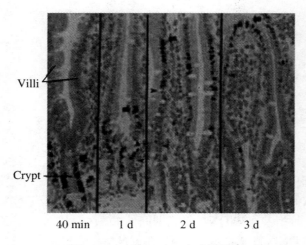

图 6.20　Pulse-Chase 实验的结果

Pulse-Chase 实验

前面提到了 Pulse-Chase 实验,这是一种用放射性标记细胞的方法,对于确定细胞内蛋白定位或者代谢状态改变很有用。细胞样本先暴露在放射标记的化合物中一段时间,称脉冲(Pulse)。然后以缓冲液洗去标记的化合物。最后孵育于非放射标记的化合物中,称追踪(Chase)。图 6.21 表示的是用 Pulse-Chase 研究细胞内蛋白质合成后释放过程。

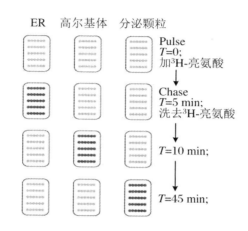

图 6.21　Pulse-Chase 实验的流程

6.5.6　受体研究

受体是细胞膜及细胞膜内与信息分子或黏着分子特异性结合并引起细胞生理反应或黏着作用的大分子。与受体结合的分子称配体。受体显像是利用放射性标记的配体与靶组织高亲和力的特异受体结合的原理,显示受体的空间分布、密度和亲和力的大小。根据受体的种类不同,这一类显像有着大量的分类,主要分为结合生长因子受体、配体门控离子通道受体、G-蛋白偶联受体等。比如有种分布于神经系统中的 AMPA 受体,可以在被 BBS(BTX-binding site)标记后,用放射性标记的金环蛇毒素(BTX)探测其分布(Yoko等,2004)。

6.6　放射性核素在生物化学中的应用

6.6.1　遗传物质 DNA

人们早已经知道,细胞核中的染色体与遗传有关,但一直不能明确究竟是核酸还是蛋白质发挥遗传物质的作用。在探索这个问题的过程中,放射性核素有着重要功劳。

1952 年,Hershy 和 Chase 将噬菌体的蛋白外套用放射性硫标记,将噬菌体内部的核酸用放射性磷标记。然后用这种双标记的噬菌体去感染细菌,并用组织切碎机(Waring Blender)除去残留的噬菌体,分离出细菌。他们发现,只有标记核酸的放射性磷还在那里,放射性硫完全不见了。既然整个噬菌体颗粒,包括它的蛋白外套,都能在被感染的细菌内合成,而只有核酸进入了细菌,那么携带遗传物质的只能是核酸。这个著名的实验很好地证明了核酸是遗传物质。

后来在证明 DNA 的复制方式的实验中,Melson 和 Stahl 用[^{15}N]氯化氨作为氮源培养大肠杆菌。经过几代繁殖后,这批细胞的 DNA 全部被[^{15}N]标记,这样标记的细胞再被转移到正常含[^{14}N]的培养基。然后在不同时间间隔收集正在生长的细胞,用氯化铯梯度离心来测定各代 DNA 中[^{15}N]与[^{14}N]的比值。结果表明,细胞分裂之前(0 代),所有 DNA 都是[^{15}N]标记的。第一代,形成了杂交 DNA;第二代,杂交 DNA 与[^{14}N]DNA 之比为 1:1;第三代,杂交 DNA 与[^{14}N]的比例下降到 1:3。这与半保留复制假设相符合。

Taylor 将豆科植物的幼苗放置于含有 ^{3}H 标记的胸腺嘧啶核苷的水溶液中。胸腺嘧啶核苷在幼苗生长过程中被幼苗根部摄取,并掺入到根部细胞染色体的 DNA 中。染色体 DNA 经细胞分裂后,将幼苗根部清洗,并转移到不含胸腺嘧啶核苷的溶液继续生长。从此实验中发现,在放射溶液中生长的子代染色体都含有标记。在不含放射性 ^{3}H 的溶液中复制时,子代的一半染色体带有标记,另一半没有标记。这也证实了半保留复制。

6.6.2　胆固醇及卟啉的生物合成

固醇类是一族非常重要的化合物。人体内维生素 D、性激素、皮质激素、胆酸等对生命不可缺少的活性物质都与固醇类有关。在固醇类化合物中,胆固醇尤其值得重视,脊椎动物内几乎所有组织,特别是大脑及脊髓,都含有胆固醇。过多的胆固醇会引起动脉粥样硬化,同时,胆固醇又是其他固醇类活性物质的前身。在对体内的胆固醇的合成的研究中,同位素示踪技术成为了一个杰出的典范。

胆固醇是小分子化合物合成的。将重水注入小鼠,并喂以含有重水的饮用水,使其体液中氚的含量达到稳定。再分期从动物身上提取胆固醇,其中氚的含量最高可以达到体液中氚含量的一半。但是另外的实验表明合成完的胆固醇并不会与周围发生氢交换。那么剩下的可能是:胆固醇合成中,其前身物或中间物与周围存在氢的交换。用氚标记的乙酸饲喂动物后,也可以得到含氚的胆固醇,后来发现,凡是能在体内转变为乙酰辅酶 A 的化合物,都可以将标记的氚传递给胆固醇,所以胆固醇的前体被指向了乙酰辅酶 A。

在这样的研究思路下,以同位素示踪技术为基础,合成了各式各样的标记化合物(如^{14}C,^{13}C 标记的乙酸),证明前身与产物的关系,最终阐释了胆固醇的体内合成过程。Bloch 和 Lynen 因在此间的突出成绩,被授予 1964 年的诺贝尔奖。

6.6.3　非洲锥虫的脂肪酸代谢

非洲锥虫、昏睡病的病原体需要大量(肉)豆蔻酸盐来改变它们细胞膜表面的糖蛋白的 GPI(糖基磷脂酰肌醇)。然而一直以来,这些寄生虫和病原体被认为不能合成任何脂肪酸,而(肉)豆蔻酸盐在宿主的血液中含量并不高,所以我们不清楚锥虫们如何满足自己的要求,直到 Yasu 等人发现实际上它们可以自己合成这些物质。

首先 Yasu 等建立了一个 cell-free 脂肪酸合成系统。脂肪酸的生物合成需要一个前体（通常为乙酰 CoA）作为二碳单位供体以及以 NADPH 作为还原力。不过通过 ^{14}C 标记它们发现在血液中,锥虫使用的脂肪酸前体并非乙酰 CoA,而是丁酰 CoA。另一方面,在进入人体前,这是它喜欢寄生于昆虫体内,这个阶段称为胞前型（procyclic form）,这是一个已经确认锥虫可以自己合成脂肪酸的阶段。Yasu 等发现这阶段的脂肪酸合成中 ^{14}C 标记的丙二酰 CoA 整合入脂肪酸的概率为锥虫在人体血液中时的 5 倍。通过碳链长度和饱和度的分析,他们确认了锥虫在人体血液中合成肉豆蔻酸的事实。

为了搞清楚这些新合成的肉豆蔻酸是否参与 GPI 的重构（remodeling）,他们在 cell-free 系统里又开始了 GPI 的生物合成。通过加入 UDP-N-乙酰葡糖胺（可缩写为 UDP-Glc-NAc）和 GDP-[^{3}H]甘露糖,他们发现了预期中的糖脂 θ 积累,而糖脂 θ 正是 GPI 重构中的第一个中间产物。当加入肉豆蔻酰 CoA,糖脂 θ 迅速转变为了糖脂 A'',再变成 θ'。当把肉豆蔻酰 CoA 换为丁酰 CoA、丙二酰 CoA 和 NADPH 的混合物后,他们观察到了类似的现象——肉豆蔻酰化的 GPI。

为了确认在体外（vitro）的发现同样存在于体内（vivo）,他们要进一步研究锥虫在体内如何合成肉豆蔻酰 CoA,并把它用于 GPI 重构。问题在于用[^{3}H]乙酸或[^{14}C]丁酸标记活体锥虫脂类很困难,因为它们难以被吸收入细胞。于是他们用[^{3}H]辛酸盐（8∶0）和[^{3}H]月桂酸盐（12∶0）替代,因为这两种盐更加疏水而更容易穿透细胞膜,而且也可以转化为肉豆蔻酸（应该是可以先转化为丁酰 CoA 或丙二酰 CoA 成为肉豆蔻酸合成前体）。结果有 49%～79% 的放射性进入了 GPI。这是个相当大的比例了,要知道 GPI 在细胞磷脂中只占约 1%。作为对比,[^{3}H]棕榈酸（16∶0）并没有标记上 GPI,而是标记了普通的磷脂。

他们进一步研究了脂肪酸合成阻抑剂对此过程的影响,最后,所有的结果都支持了血液中锥虫合成肉豆蔻酸并用于 GPI 重构的事实。再次指出,放射性核素的使用在该研究中发挥了核心的作用。

6.6.4　细胞色素氧化酶的研究

细胞色素氧化酶活化并且还原分子氧成为水,使得细胞可以利用这一过程中产生的能量合成 ATP。现在已经大体知道细胞色素氧化酶的反应循环,这一过程中的一个关键中间物 P,存在于分子氧的还原和质子泵的连接处。P 的还原牵涉到至少两个单电子还原步骤,P→F 和 F→O,两个反应都将可观的能量储存于化学渗透势中。光谱分析显示 P 是一个 Fe^{IV}══O 类的物质。血红素中的铁和分子氧在 P→F 的过程中都不发生价态的变化,这就提出了 P 中氧化反应发生于何处的问题。已经有发现表明,在血红素 a3 的附近存在一个 Cu_B 配体,H^{240},Y^{244} 间形成的共价连接,提示了一个潜在的氧化反应发生的位置。

2000 年,Denis 等利用放射性标记技术和肽作图技术（peptide mapping）确定了这个位置。他们使用放射性碘作为探针标记激发态的酪氨酸,但对中性的酪氨酸没有标记能力。P 的样本先用 $^{125}I^-$ 标记,再用肽作图分析。尽管标记入的 $^{125}I^-$ 总量很小,但观测到的标记水平和期望的相符。通过 HPLC,他们分离出了大亚基（Ⅰ到Ⅲ）以及来自小亚基（Ⅳ到Ⅷ）,被 $^{125}I^-$ 标记上的细胞色素 c 氧化酶中的血红素。在它们中,血红素和含有双核中心的亚基 Ⅰ 这两个部分表现出了放射性增强,表明这两个部分被标记的事实。进一步分析血红素部分以寻找可能的被 P 结合的肽段,但是并没有找到这样的肽段。这些事实可以支持只有血红素和亚基Ⅰ被 P 中^{125}I$^-$标记的结论。

为了识别被 P 中^{125}I 标记的那个特定的残基,他们将亚基Ⅰ用 CNBr 进行了降解,并把得到的肽段用 HPLC 进行了分离。结果显示只有包含 H^{240}-Y^{244}连接的 CB16 在 P 和氧化酶间表现出了强烈的放射性增强。进一步的分析显示放射性集中在 H^{240}-Y^{244}。

H^{240}-Y^{244}连接结构是细胞色素氧化酶中唯一被 P 中^{125}I$^-$标记的蛋白位点。这样的结果表明这个特殊的结构在氧分子还原中的氧化还原活性。氧分子被迅速还原为水,而没有中间价态有害物质产生,这样的策略对生物体的好处无疑是显著的。

6.6.5　植物的硫营养代谢

在植物中,硫被从环境吸收入细胞质,然后被富集以参与形成半胱氨酸、甲硫氨酸以及蛋白质。硫缺乏将导致新蛋白合成的障碍,阻碍细胞生长,所以硫对于植物而言无疑是非常重要的物质。

叶绿体因为其内发生的光合作用提供还原高价硫的动力,而成为硫富集的一个枢纽。研究表明由细胞核的 SulP 基因编码是一种将硫转运入叶绿体的通透酶。Hsu,Ching Chen 等用反义技术封堵了 SulP 的表达,再让植物细胞去吸收同位素标记的硫酸盐(Na$_2$^{35}SO$_4$)以观察硫吸收受到的影响。由图 6.22 可见,asulp(反义 SulP)的硫吸收量明显小于 WT(野生型)。

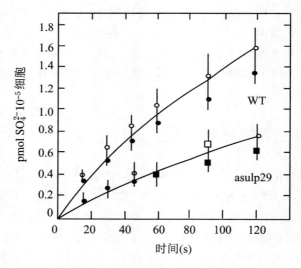

图 6.22　放射性标记硫酸盐的吸收

Hideki Takahashi 等人在同位素标记硫吸收实验中发现硫吸收量随 Sultr1;1 和 Sultr2;1 两个基因 mRNA 表达量的升高而升高,并通过一系列相关实验证明了土壤中最初的硫吸收依靠 Sultr1;1 编码的高亲和硫载体,而硫从根内转移到叶内则需要 Sultr2;1 和 Sultr2;2 两种低亲和硫载体的协助。

6.7　放射性核素其他方面的应用

6.7.1　基因显像

报告基因(reporter gene)是基因表达调控研究中所采用的用以反映基因表达效率的一种可编码易于检测的蛋白质或酶的基因。把报告基因的编码序列和基因表达调节序列相融合形成嵌合基因,或与其他目的基因相融合,在调控序列控制下进行表达,从而可利用它的表达产物来标定目的基因的表达调控,筛选得到转化体。但目前采用的诸如 β-gal,GFP 等都不常应用于活体,更不用说人体了。

而随着 PET、SPECT 技术的出现,现在已有可能用放射性元素示踪化合物进行反复地和无损伤性地显示体内报告基因。这一方法有两种可行的途径:

① 选择的报告基因能编码一种酶,这种酶通过所选示踪物的作用能捕获一种特异的示踪物;

② 利用能编码细胞内和(或)细胞外受体的报告基因,而该受体又可以和示踪物结合。

早期的方法是用胞嘧啶脱氢酶(cytosine deaminase,简称 CD)作报告基因,并用 5-^{3}H 氟胞嘧啶(5-^{3}H-flurocytosine,简称 5-FC)作为报告探针。表达于酵母、细菌中的 CD 并不表达于哺乳动物细胞中,它可以将 5-FC(抗真菌药)转变成有毒性的 5-氟尿嘧啶(5-fluorouracil,简称 5-FU)。在哺乳动物中,5-FU 可以取代尿嘧啶,从而阻断蛋白合成,造成探针的积累。放射性标记的 ^{18}F-5-FC 或许可以和 PET 联合使用进行基因报告。但 Harberkon 等1996 年报告 5-FU 穿透细胞膜能力不足,这成为限制其应用的重要因素。

目前更有前途的基因报告系统是单纯疱疹病毒胸腺嘧啶核苷激酶基因(HSV-tk)/核苷衍生物。ACV(阿昔洛伟,acyclovir)和 GCV(更昔洛伟,ganciclovir)是单纯疱疹病毒的抑制剂,但对宿主细胞的毒性很低。因为病毒编码的 HSV-TK 能使 ACV 转变为 acyclo-GMP,然后在细胞激酶的作用下,acyclo-GMP 转变为 acyclo-GDP 和 acyclo-GTP。acyclo-GTP 在聚合酶作用下,可以代替 dGTP 掺入 DNA,从而抑制 DNA 合成,造成 GCV 或 ACV 的细胞内积累。这样,放射性标记的 GCV 或 ACV 和 PET 联合就可以监视基因的表达。

另外一种基因报告系统是多巴胺 2 型受体(D_2R),一种主要于纹状体和垂体中表达的跨膜蛋白,可以和细胞内外的螺环哌啶酮(spiperone)、3′-($2'$-^{18}F-氟乙基)螺环哌啶酮(FESP)结合,从而使这些探针在细胞内积累,这样,在 PET 下,放射性标记的探针将指示目标基因的表达。Q Liang 等报道了 D_2R80A 和 D_2R194A 两种丧失了信号级联传导作用的 D_2R 突变体,更加适合作报告探针。

使用报告基因时另一个重要的问题(或许是首先应该考虑的问题)是目标基因(如治疗基因)和报告基因的共表达。一种方法是在同一个启动子序列的下游先后克隆上这两个基因,这样转录出的一条包含了两个基因的 mRNA 链将被翻译成一个融合的蛋白。这种方法有时候会对这两种蛋白各自的独立功能产生影响,毕竟没有谁能保证蛋白在折叠后会发生什么。第二种方法是把这两个基因克隆到同一个载体的不同位置上,各自用一个相同的启动子作为上游。在相同启动子引导的基因表达水平相同的前提下,这种方法也可以将报告基因和目标基因联系起来。

2001 年,X Sun 等报道了一种四环素诱导的双向启动子报告基因系统(图 6.23)。在这个系统中,rTetR 基因一直表达出 rTetR。与多西环素(四环素类的一种)结合后的 rTetR可以与质粒上的 TRE(tetracycline responsive element)结合,被激活的 TRE 提高两侧的小CMV 启动子活性,进而开启两侧目标基因和报告基因的同时表达。这里使用的报告基因为HSV1-sr39tk,属于前面介绍的单纯疱疹病毒胸腺嘧啶核苷激酶基因一类,它可以 FHBG 磷酸化以使该探针积累于细胞中。放射性标记的探针将被 PET 识别。这种方法既避免了融合蛋白可能出现的独立功能丧失,又避免了两个相同启动子引导的基因表达水平不一定相同的问题。

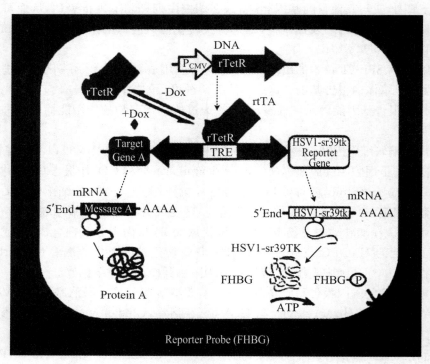

图 6.23　四环素诱导的双向启动子

6.7.2　放射免疫显像

1975 年,英国剑桥医学研究委员会分子生物学实验室的 Köhler 和 Milstein 发明了单克隆抗体(monoclonal antibody,简称 McAb)制备技术,成为免疫学的重大突破。自 McAb 问世以来,放射免疫显像的研究也活跃起来。这里主要介绍提高靶/非靶(T/NT)的放射性比值问题,而关于抗体本身选择的问题可以参考相关书籍,这里不再介绍。

以肿瘤为例,由于肿瘤细胞表达的多数抗原既不是器官特异的,也不是肿瘤特异的,注入的放射性只有少部分最终集结于肿瘤,大部分出现在血、肝、脾和肾等器官中,体积较小的和位于特殊脏器的肿瘤显像受到限制。正常组织高本底,当用 ^{131}I 标记时,主要出现在血和胃;当用 ^{111}In 标记时,主要出现在肝和脾等脏器。

　　为了提高 T/NT 比值,增强图像清晰度,提高探测率,过去的研究多立足于努力提高标记抗体在肿瘤内的浓聚上,但收效不大,目前集中在降低本底放射性上。现在的技术是预定位闪烁显像技术,其基本原理是:首先注射未经放射性标记的抗体,待其与肿瘤组织结合且正常组织本底消退后,再注入放射性标记的小分子化合物,它既能快速从血中清除,又能通过某种机制使抗体与小分子化合物在肿瘤部位结合,从而提高 T/NT 比值。效果最好的是1987 年引入的生物素—亲和素系统(biotin-avidin system,简称 BAS)。

　　每个 IgG 分子可以标记数十个用化学方法活化的生物素分子,因此存在一个级联放大。AV 又称抗生物素蛋白或抗生物素,是一种对生物素有极高亲和性和特异性的蛋白质。一个 AV 可以结合 4 个生物素。SA 与 AV 有相似的生物学特性,也可以 1∶4 与生物素结合,但是在体内的非特异结合较 AV 小,所以有人认为 SA 更适合。具体来说,先注射生物素化抗体;24~48 h 后再注射过量的非标记 AV(或 SA),目的在于快速清除血中抗体及使结合于肿瘤的生物素化抗体结合上 AV;最后注射放射性核素标记的生物素,以便借助生物素和AV 的高度特异结合,使放射性集结于肿瘤部位。通常用于标记的核素可以是[111]In,[99]Tc,[18]F 等。

附录 1 各向同性点源照射量率积累因子

表 F1.1

E_0 (MeV)	$\mu\chi$								B_γ
	1	2	4	7	10	13	15	17	20
	0.25	2.98	6.73	21.1	65.6	147	278	359	554	858

水

E_0 (MeV)	1	2	4	7	10	13	15	17	20
0.25	2.98	6.73	21.1	65.6	147	278	359	554	858
0.5	2.44	4.83	12.5	31.6	60.5	100	134	172	240
0.662	2.27	4.25	10.1	23.3	42.0	66.2	85.3	107	143
1.0	2.08	3.59	7.59	15.6	25.7	37.8	46.8	56.5	71.6
1.25	1.99	3.29	6.55	12.7	20.1	28.7	34.9	41.5	52.1
1.5	1.92	3.08	5.83	10.7	16.4	22.7	27.2	31.8	38.7
1.75	1.87	2.91	5.30	9.41	14.0	19.0	22.5	25.0	31.3
2.0	1.82	2.77	4.91	8.52	12.5	16.8	19.8	22.8	27.6
2.5	1.74	2.55	4.32	7.20	10.3	13.5	15.8	18.0	21.4
3.0	1.68	2.40	3.90	6.25	8.69	11.2	12.9	14.5	17.0
4.0	1.59	2.18	3.37	5.16	6.97	8.78	10.0	11.2	13.0
5.0	1.52	2.02	3.00	4.46	5.90	7.32	8.28	9.22	10.6
6.0	1.46	1.90	2.75	3.98	5.19	6.38	7.17	7.96	9.13
8.0	1.38	1.74	2.41	3.38	4.32	5.23	5.83	6.43	7.33
10.0	1.33	1.63	2.19	3.00	3.78	4.53	5.04	5.54	6.27

表 F1.2

E_0 (MeV)	$\mu\chi$								B_γ
	1	2	4	7	10	13	15	17	20
0.25	2.60	4.85	11.4	27.3	52.2	88.3	119.6	157.3	227.0
0.5	2.28	4.04	9.00	20.2	36.4	58.0	75.5	95.5	129.8
0.662	2.15	3.68	7.86	16.9	29.2	45.0	57.2	70.9	93.7
1.0	1.99	3.24	6.43	12.6	20.7	30.1	37.1	44.5	56.5
1.25	1.91	3.03	5.76	10.9	17.2	24.4	29.6	35.1	43.9
1.5	1.85	2.86	5.25	9.55	14.5	20.1	24.0	28.1	34.4
1.75	1.80	2.73	4.86	8.57	12.7	17.3	20.5	23.8	28.8
2.0	1.76	2.62	4.56	7.88	11.6	15.6	18.3	21.2	25.6
2.5	1.69	2.44	4.08	6.82	9.80	13.0	15.2	17.4	20.8
3.0	1.63	2.30	3.73	6.03	8.45	11.0	12.7	14.4	17.0
4.0	1.54	2.10	3.26	5.07	6.94	8.87	10.2	11.5	13.5

混凝土

	E_0（MeV）	$\mu\chi$								B_γ
		1	2	4	7	10	13	15	17	20
混凝土	5.0	1.47	1.95	2.92	4.42	5.95	7.52	8.57	9.65	11.2
	6.0	1.42	1.84	2.68	3.96	5.26	6.58	7.47	8.37	9.72
	8.0	1.34	1.68	2.35	3.37	4.40	5.45	6.16	6.89	7.97
	10.0	1.29	1.57	2.13	2.98	3.86	4.77	5.38	6.01	6.96

表 F1.3

	E_0（MeV）	$\mu\chi$								B_γ
		1	2	4	7	10	13	15	17	20
铁	0.25	1.95	2.92	5.08	9.11	14.1	19.9	24.4	29.3	37.6
	0.5	2.00	3.15	6.07	12.0	19.7	20.1	36.3	44.4	57.8
	0.662	1.94	3.06	5.88	11.6	18.9	27.8	34.5	41.9	54.1
	1.0	1.85	2.86	5.34	10.1	15.9	22.7	27.7	33.0	41.5
	1.25	1.80	2.74	4.99	9.18	14.2	19.9	24.0	28.5	35.4
	1.5	1.76	2.63	4.67	8.35	12.6	17.3	20.7	24.2	29.7
	1.75	1.72	2.53	4.41	7.72	11.5	15.6	18.6	21.6	26.3
	2.0	1.68	2.45	4.20	7.26	10.7	14.5	17.2	20.1	24.4
	2.5	1.62	2.30	3.85	6.54	9.61	13.0	15.4	18.0	21.9
	3.0	1.56	2.18	3.56	5.94	8.62	11.6	13.6	15.8	19.2
	4.0	1.47	1.99	3.14	5.12	7.37	9.86	11.6	13.5	16.5
	5.0	1.40	1.84	2.81	4.51	6.45	8.64	10.2	11.9	14.5
	6.0	1.35	1.73	2.57	4.07	5.84	7.86	9.35	11.0	13.5
	8.0	1.27	1.56	2.24	3.48	5.00	6.83	8.22	9.76	12.3
	10.0	1.22	1.45	2.01	3.07	4.43	6.16	7.52	9.99	11.8

表 F1.4

	E_0（MeV）	$\mu\chi$								B_γ
		1	2	4	7	10	13	15	17	20
铅	0.25	1.08	1.14	1.21	1.30	1.37	1.42	1.45	1.49	1.57
	0.5	1.22	1.38	1.61	1.88	2.09	2.26	2.36	2.47	2.68
	0.662	1.29	1.50	1.84	2.25	2.60	2.88	3.03	3.25	3.57
	1.0	1.37	1.67	2.19	2.89	3.51	4.07	4.43	4.79	5.36
	1.25	1.39	1.74	2.36	3.25	4.10	4.92	5.47	6.02	6.88
	1.5	1.40	1.77	2.41	3.43	4.38	5.30	5.90	6.52	7.44
	1.75	1.40	1.78	2.50	3.59	4.68	5.78	6.51	7.27	8.43
	2.0	1.39	1.77	2.54	3.75	5.05	6.43	7.39	8.40	9.98
	2.5	1.36	1.73	2.51	3.84	5.36	7.06	8.31	9.64	11.8
	3.0	1.33	1.68	2.44	3.79	5.41	7.30	8.71	10.3	12.8
	4.0	1.27	1.57	2.27	3.61	5.38	7.63	9.45	11.5	15.2
	5.0	1.23	1.48	2.10	3.39	5.26	7.90	10.2	13.0	18.4
	6.0	1.19	1.40	1.95	3.15	4.99	7.76	10.3	13.6	20.3
	8.0	1.14	1.30	1.74	2.79	4.61	7.76	11.0	15.6	26.3
	10.0	1.11	1.24	1.59	2.51	4.29	7.70	11.6	17.6	33.3

附录 2 各向同性点源 γ 射线减弱 K 倍所需屏蔽层厚度

表 F2.1 水（$\rho = 1.00\ \text{g/cm}^3$）

单位：cm

减弱倍数 K		E_γ (MeV)														
		0.25	0.5	0.662	1.0	1.25	1.5	1.75	2.0	2.5	3.0	4.0	5.0	6.0	8.0	10.0
水	1.5	22.7	20.2	19.2	19	19.2	19.6	20.1	20.4	21	21.8	23.5	23.9	24.5	25.6	26.2
	2.0	27.7	26.9	26.7	27.5	28.3	29.3	30.3	31	32.4	34	36.5	38.4	39.8	42.1	43.6
	5.0	40.8	43.6	45.3	49	51.7	54.9	57	59.3	63.3	67.3	74.2	79.5	83.8	90.7	95.4
	8.0	46.8	51.1	53.6	58.7	62.3	65.8	69.3	72.3	77.6	82.9	92	99.2	105	114.2	120.8
	10	49.5	54.5	57.3	63.1	67.1	71.7	74.9	78.2	84.2	90.1	100.2	108.2	114.8	125.2	132.6
	20	57.5	64.6	68.5	76.3	81.6	86.8	91.8	96.2	104.1	111.9	125.1	135.8	144.7	158.8	168.9
	30	62.1	70.4	74.9	83.8	89.8	95.7	101.3	106.4	115.4	124.2	139.4	151.6	161.8	178.1	189.8
	40	65.2	74.3	79.3	89	95.5	101.9	108	113.5	123.3	132.9	149.3	162.7	173.8	191.6	204.5
	50	67.7	77.4	82.7	92.9	99.9	106.7	113.2	119	129.4	139.7	157	171.2	183.1	202.1	215.9
	60	69.6	79.8	85.4	96.2	103.5	110.6	117.3	123.4	134.4	145	163.3	178.8	190.7	210.6	225.1
	80	72.7	83.7	89.7	101.2	109	116.6	123.9	130.4	142.1	153.5	173.1	189.5	202.5	224	239.7
	1.0×10^2	75	86.7	93	105.1	113.3	121.3	128.9	135.7	148.1	160	180.6	197.5	211.6	234.3	250.9

续表

E_γ (MeV)

减弱倍数 K	0.25	0.5	0.662	1.0	1.25	1.5	1.75	2.0	2.5	3.0	4.0	5.0	6.0	8.0	10.0
2.0×10^2	82.2	95.7	103.2	117.0	126.5	135.6	144.3	152.2	169.4	180.1	203.9	223.4	239.8	266.1	285.6
5.0×10^2	91.5	107.5	116.5	132.5	143.5	154.2	164.4	173.6	190.3	206.3	234.2	257.8	276.6	307.8	330.9
1.0×10^3	98.5	116.2	125.7	144.0	156.2	168.5	179.3	189.6	208.1	225.9	256.9	282.5	304.2	339.0	365.0
2.0×10^3	105.3	124.8	135.3	155.3	168.8	181.8	194.2	205.4	225.8	245.3	279.4	307.6	331.5	370.0	398.8
5.0×10^3	114.2	136.0	147.8	170.2	185.3	199.7	213.6	226.1	248.9	270.7	308.9	340.6	367.5	410.8	443.3
1.0×10^4	120.8	144.4	157.4	181.3	197.6	213.2	228.1	241.7	266.3	289.9	331.1	365.3	394.5	441.4	476.7
2.0×10^4	127.4	152.7	166.5	192.4	209.9	226.6	242.6	257.2	283.6	308.9	353.7	390.0	421.4	472.0	510.1
5.0×10^4	136.0	163.6	178.3	206.9	225.9	244.6	261.6	277.5	306.3	333.9	382.2	422.4	456.7	512.7	554.0
1.0×10^5	142.5	171.8	187.7	217.8	238.0	257.4	275.9	292.7	323.4	352.7	404.0	446.9	483.4	542.4	587.1
2.0×10^5	149.0	180.0	196.8	228.4	250.0	270.5	290.1	307.9	340.4	371.4	425.8	471.3	510.0	572.6	620.1
5.0×10^5	157.3	190.7	208.8	242.9	265.8	287.8	308.8	328.0	362.8	396.1	454.5	503.4	545.0	612.5	663.7
1.0×10^6	—	198.7	217.7	253.6	277.7	300.8	322.9	343.0	379.6	414.7	476.2	527.6	571.5	642.5	696.5
2.0×10^6	—	206.7	226.7	264.2	289.6	313.7	336.9	358.1	396.5	433.8	497.8	551.8	597.9	672.6	729.4
5.0×10^6	—	—	238.4	278.2	305.2	330.8	355.4	377.9	418.6	457.6	526.2	583.6	632.7	712.2	772.6
1.0×10^7	—	—	247.3	—	317.0	343.7	369.3	392.9	435.3	476.6	547.7	607.7	659.0	742.4	805.3
2.0×10^7	—	—	256.4	—	328.8	356.4	—	—	452.0	494.4	569.1	631.3	685.2	771.9	837.9
5.0×10^7	—	—	267.8	—	344.4	373.3	—	—	—	518.6	597.4	663.3	719.7	811.3	880.9

水

表 F2.2　混凝土（$\rho = 2.35\ \text{g/cm}^3$）

单位：cm

减弱倍数 K	E_γ (MeV)														
	0.25	0.5	0.662	1.0	1.25	1.5	1.75	2.0	2.5	3.0	4.0	5.0	6.0	8.0	10.0
1.5	7.7	8.2	8.3	8.6	8.8	9.1	9.4	9.6	9.8	10.2	10.6	10.8	10.9	11.0	11.0
2.0	10.0	11.3	11.7	12.6	13.2	13.8	14.3	14.7	15.4	16.1	17.0	17.6	17.9	18.3	18.4
5.0	16.0	19.3	20.6	23.1	24.7	26.1	27.5	28.7	30.6	32.5	35.3	37.1	38.5	40.2	41.0
8.0	18.7	22.9	24.7	27.9	29.9	31.9	33.6	35.2	37.8	40.2	43.9	46.5	48.4	50.9	52.1
10.0	2.0	24.6	26.5	30.1	32.3	34.5	36.4	38.1	41.0	43.7	47.9	50.8	53.0	56.0	57.4
20.0	23.8	29.5	32.1	36.7	39.6	42.4	44.9	47.1	51.0	54.5	60.1	64.1	67.1	71.2	73.4
30.0	25.9	32.4	35.2	40.4	43.7	46.8	49.7	52.2	56.6	60.6	67.0	71.6	75.2	80.0	82.6
40.0	27.5	34.3	37.4	43.0	46.6	50.0	53.1	55.8	60.5	64.9	71.9	77.0	80.9	86.2	89.1
50.0	28.6	35.8	39.1	45.0	48.8	52.4	55.6	58.6	63.6	68.2	75.6	81.0	85.2	91.0	94.2
60.0	29.5	37.9	40.5	46.6	50.6	54.3	57.7	60.8	66.1	70.9	78.7	84.4	88.8	94.9	98.3
80.0	31.0	39.0	42.6	49.2	53.4	57.3	61.0	64.3	69.9	75.1	83.4	89.6	94.4	101.0	104.7
1.0×10^2	32.1	40.4	44.3	51.1	55.6	59.7	63.5	67.0	72.9	78.4	87.1	93.6	98.7	105.7	109.7
2.0×10^2	35.6	44.9	49.3	57.1	62.2	66.9	71.3	75.2	82.0	88.3	98.5	106.0	111.9	120.2	125.0
5.0×10^2	40.1	50.8	55.8	64.9	70.8	76.2	81.4	85.9	93.9	101.3	113.2	122.2	129.3	139.2	145.1
1.0×10^3	43.4	55.1	60.7	70.7	77.1	83.2	88.9	93.9	102.8	111.0	124.3	134.3	142.2	153.5	160.2
2.0×10^3	46.7	59.4	65.5	76.4	83.5	90.1	96.3	101.9	111.6	120.6	135.2	146.3	155.1	167.6	175.2
5.0×10^3	51.0	65.0	71.7	83.8	91.7	99.1	106.0	112.2	123.2	133.2	149.6	162.1	172.0	186.2	194.9

混凝土

续表

混凝土

减弱倍数 K	E_γ (MeV)														
	0.25	0.5	0.662	1.0	1.25	1.5	1.75	2.0	2.5	3.0	4.0	5.0	6.0	8.0	10.0
1.0×10^4	54.2	69.2	76.4	89.4	97.9	105.9	113.3	120.0	131.8	142.6	160.4	174.0	184.7	200.2	209.7
2.0×10^4	57.4	73.3	81.1	95.0	104.1	112.6	120.6	127.8	140.4	152.0	171.1	185.8	197.4	214.1	224.5
5.0×10^4	61.6	78.8	87.2	102.3	112.2	121.4	130.1	138.0	151.7	164.4	185.3	201.3	214.0	232.5	243.9
1.0×10^5	64.8	82.9	91.8	107.8	118.3	128.1	137.3	145.6	160.3	173.7	195.9	213.0	226.6	246.3	258.6
2.0×10^5	67.9	86.9	96.3	113.2	124.3	134.7	144.4	153.2	168.7	183.0	206.5	224.6	239.1	260.1	273.2
5.0×10^5	72.0	92.3	102.3	120.4	132.3	143.4	153.8	163.3	179.9	195.2	220.5	239.9	295.5	278.2	292.4
1.0×10^6	75.1	96.3	106.8	125.8	138.2	149.9	160.9	170.8	188.3	204.4	231.0	251.5	268.0	291.9	307.0
2.0×10^6	78.2	100.3	111.3	131.1	144.2	156.4	167.9	178.3	196.7	213.5	241.5	263.1	280.4	305.6	321.5
5.0×10^6	—	—	117.2	138.2	152.1	165.0	177.2	188.3	207.7	225.6	255.3	278.3	296.7	323.6	340.6
1.0×10^7	—	—	—	—	158.0	171.5	184.2	195.7	216.1	234.8	265.8	289.8	309.1	337.2	355.1
2.0×10^7	—	—	—	—	163.9	—	—	—	224.4	243.8	276.2	301.2	321.4	350.8	369.5
5.0×10^7	—	—	—	—	171.7	—	—	—	—	—	—	—	—	368.6	388.5

表 F2.3　铁（$\rho = 7.8\ \text{g/cm}^3$）

单位：cm

铁

减弱倍数 K	E_γ (MeV)														
	0.25	0.5	0.662	1.0	1.25	1.5	1.75	2.0	2.5	3.0	4.0	5.0	6.0	8.0	10.0
1.5	1.2	1.84	2.0	2.23	2.36	2.47	2.55	2.6	2.63	2.66	2.62	2.55	2.45	2.3	2.16
2.0	1.73	2.66	2.94	3.36	3.6	3.8	3.96	4.08	4.2	4.29	4.31	4.24	4.12	3.9	3.58
5.0	3.16	4.86	5.46	6.41	6.96	7.44	7.84	8.17	8.6	8.92	9.23	9.28	9.17	8.85	8.46
8.0	3.84	5.89	6.64	7.82	8.52	9.13	9.66	10.1	10.7	11.1	11.6	11.7	11.7	11.3	10.9

续表

减弱倍数 K	E_γ (MeV)														
	0.25	0.5	0.662	1.0	1.25	1.5	1.75	2.0	2.5	3.0	4.0	5.0	6.0	8.0	10.0
10	4015	6.36	7.18	8.47	9.24	9.91	10.5	11.0	11.6	12.1	12.7	12.9	12.8	12.5	12.0
20	5.09	7.79	8.8	10.4	11.4	12.3	13.0	13.6	14.5	15.2	16.0	16.4	16.4	16.1	15.5
30	5.63	8.59	9.72	11.5	12.6	13.6	14.4	15.1	16.2	17.0	18.0	18.4	18.4	18.1	17.6
40	6.01	9.16	10.4	12.3	13.5	14.5	15.4	16.2	17.3	18.2	19.3	19.8	19.7	19.6	19.0
50	6.3	9.59	10.9	12.9	14.1	15.2	16.2	17.0	18.2	19.2	20.3	20.9	21.0	20.7	20.2
60	6.54	9.94	11.3	13.4	14.7	15.8	16.8	17.7	18.9	19.9	21.2	21.7	21.9	21.6	21.1
80	6.91	10.5	11.9	14.1	15.5	16.7	17.8	18.7	20.1	21.1	22.5	23.1	23.3	23.1	22.5
1.0×10^2	7.2	10.9	12.4	14.7	16.2	17.4	18.6	19.5	20.9	22.1	23.5	24.2	24.4	24.2	23.6
2.0×10^2	8.08	12.2	13.8	16.5	18.1	19.6	20.9	22.0	23.6	24.9	26.6	27.5	27.8	27.6	27.4
5.0×10^2	9.21	13.9	15.8	18.8	20.7	22.4	23.9	25.1	27.1	28.6	30.7	31.7	32.2	32.2	31.6
1.0×10^3	10.1	15.1	17.2	20.5	22.6	24.5	26.1	27.5	29.7	31.4	33.7	34.9	35.5	65.5	34.9
2.0×10^3	10.9	16.4	18.6	22.2	24.5	26.5	28.3	29.9	32.3	34.2	36.7	38.1	38.7	68.9	38.3
5.0×10^3	12.0	18.0	20.4	24.5	27.0	29.2	31.2	32.9	35.6	37.8	40.7	42.3	43	43.3	42.8
1.0×10^4	12.9	19.2	21.8	26.1	28.8	31.2	33.4	35.3	38.2	40.5	43.6	45.4	46.2	46.6	46.1
2.0×10^4	13.7	20.4	23.2	27.8	30.7	33.6	35.6	37.6	40.7	43.2	46.6	48.5	49.5	49.9	49.4
5.0×10^4	14.8	22.0	25.0	30.0	33.1	35.9	38.4	40.6	44.0	46.7	50.4	52.6	53.7	54.3	53.8
1.0×10^5	15.6	23.2	26.3	31.6	34.9	37.9	40.5	42.8	46.5	49.4	53.6	55.7	56.9	57.6	57.1
2.0×10^5	16.4	24.4	27.7	33.2	36.7	39.9	42.7	45.1	48.9	52.0	56.3	58.7	60.0	60.8	60.4

铁

续表

铁

减弱倍数 K	E_γ (MeV)														
	0.25	0.5	0.662	1.0	1.25	1.5	1.75	2.0	2.5	3.0	4.0	5.0	6.0	8.0	10.0
5.0×10^5	17.5	25.9	29.5	35.4	39.1	42.5	45.5	48.1	52.2	55.5	60.1	62.8	64.2	65.1	64.7
1.0×10^6	18.3	27.1	30.8	37.0	40.9	44.4	47.6	50.3	54.7	58.2	63.0	65.8	67.3	68.4	68.0
2.0×10^6	19.1	28.3	32.1	38.6	42.7	46.4	49.7	52.6	57.1	60.8	65.8	68.8	70.5	71.6	71.3
5.0×10^6	20.1	29.8	33.9	40.7	45.1	48.9	52.5	55.5	60.3	64.2	69.6	72.8	74.6	75.9	75.6
1.0×10^7	20.9	31.0	35.2	42.3	46.8	50.9	54.5	57.7	62.8	66.8	72.5	75.9	77.7	79.1	78.8
2.0×10^7	21.7	32.1	36.5	43.9	48.6	52.8	56.6	59.9	65.2	69.4	75.3	78.9	80.8	82.3	82.1
5.0×10^7	22.8	33.7	38.2	46.0	50.9	55.4	59.4	62.8	68.4	72.8	79.1	82.8	84.9	86.5	86.3

表 F2.4　铅（$\rho = 11.34$ g/cm³）　　　单位：cm

铅

减弱倍数 K	E_γ (MeV)														
	0.25	0.5	0.662	1.0	1.25	1.5	1.75	2.0	2.5	3.0	4.0	5.0	6.0	8.0	10.0
1.5	0.07	0.30	0.47	0.79	0.97	1.11	1.20	1.23	1.25	1.23	1.15	1.06	1.00	0.89	0.82
2.0	0.11	0.50	0.78	1.28	1.58	1.80	1.96	2.03	2.07	2.06	1.95	1.81	1.70	1.53	1.40
5.0	0.26	1.10	1.68	2.74	3.36	3.84	4.19	4.38	4.54	4.58	4.42	4.16	3.94	3.56	3.28
8.0	0.33	1.40	2.13	3.45	4.22	4.83	5.27	5.52	5.76	5.82	5.66	5.35	5.08	4.61	4.25
10	0.37	1.54	2.34	3.78	4.62	5.29	5.78	6.05	6.32	6.40	6.25	5.92	5.63	5.11	4.71
20	0.48	1.97	2.98	4.80	5.85	6.70	7.32	7.68	8.06	8.19	8.04	7.66	7.31	6.67	6.16
30	0.54	2.22	3.35	5.38	6.56	7.51	8.21	8.62	9.05	9.22	9.08	8.67	8.29	7.58	7.01
40	0.59	2.40	3.61	5.79	7.06	8.08	8.83	9.28	9.76	9.94	9.81	9.39	8.99	8.23	7.62
50	0.62	2.54	3.81	6.11	7.45	8.51	9.31	9.78	10.3	10.5	10.4	9.95	9.53	8.73	8.09

减弱倍数 K	E_γ (MeV)														
	0.25	0.5	0.662	1.0	1.25	1.5	1.75	2.0	2.5	3.0	4.0	5.0	6.0	8.0	10.0
60	0.65	2.65	3.98	6.37	7.76	8.87	9.71	10.2	10.7	11.0	10.8	10.4	9.97	9.15	8.48
80	0.69	2.82	4.23	6.77	8.25	9.43	10.3	10.9	11.4	11.7	11.6	11.1	10.7	9.81	9.09
1.0×10^2	0.73	2.96	4.43	7.09	8.63	9.87	10.8	11.4	12.0	12.2	12.1	11.7	11.2	10.3	9.56
2.0×10^2	0.83	3.38	5.05	8.06	9.81	11.2	12.3	12.9	13.6	13.9	13.9	13.4	12.9	11.9	11.1
5.0×10^2	0.98	3.93	5.86	9.33	11.3	13.0	14.2	14.9	15.8	16.2	16.1	15.6	15.1	14	13.1
1.0×10^3	1.08	4.34	6.48	10.3	12.5	14.3	15.6	16.4	17.4	17.8	17.9	17.3	16.8	15.6	14.6
2.0×10^3	1.19	4.75	7.08	11.2	13.6	15.6	17.0	17.9	19.0	19.5	19.6	19.0	18.4	17.2	16.1
5.0×10^3	1.33	5.3	7.88	12.5	15.1	17.3	18.9	19.9	21.1	21.7	21.8	21.2	20.6	19.3	18.2
1.0×10^4	1.44	5.71	8.49	13.4	16.3	18.6	20.3	21.4	22.7	23.3	23.5	22.9	22.3	20.9	19.7
2.0×10^4	1.54	6.12	9.09	14.3	17.4	19.8	21.7	22.9	24.3	25.0	25.1	24.6	23.9	22.5	21.3
5.0×10^4	1.68	6.66	9.88	15.6	18.9	21.5	23.6	24.8	26.3	27.1	27.3	26.8	26.1	24.7	23.4
1.0×10^5	1.79	7.07	10.5	16.5	20.0	22.8	25.0	26.3	27.9	28.7	29.0	28.4	27.7	26.3	25.0
2.0×10^5	1.89	7.48	11.1	17.4	21.1	24.1	26.3	27.8	29.5	30.3	30.8	30.1	29.4	27.9	26.5
5.0×10^5	2.03	8.01	11.9	18.7	22.6	25.7	28.2	29.7	31.5	32.5	32.8	32.3	31.6	30.0	28.6
1.0×10^6	2.14	8.42	12.5	19.6	23.7	27.0	29.6	31.2	33.1	34.1	34.5	33.9	33.2	31.6	30.2
2.0×10^6	2.24	8.83	13.1	20.5	24.8	28.3	30.9	32.6	34.6	35.7	36.1	35.5	34.8	33.3	31.8
5.0×10^6	2.38	9.37	13.8	21.7	26.3	29.9	32.7	34.5	36.7	37.8	38.3	37.7	37.0	35.4	34.0
1.0×10^7	2.49	9.77	14.4	22.6	27.4	31.2	34.1	36.0	38.2	39.4	39.9	39.3	38.6	37.0	35.6
2.0×10^7	2.6	10.2	15.0	23.6	28.5	32.4	35.5	37.4	39.7	40.9	41.5	41.0	40.2	38.6	37.2
5.0×10^7	2.73	10.7	15.8	24.8	30.0	34.1	37.3	39.3	41.7	43.0	43.7	43.1	42.4	40.7	39.3

铅

表 F2.5　钨($\rho = 19.3 \text{ g/cm}^3$)

单位:cm

减弱倍数 K	E_γ(MeV)											
	0.5	0.6	0.7	1.0	1.25	1.50	2.0	3.0	4.0	6.0	8.0	10.0
1.5	0.28	0.38	0.43	0.70	0.80	0.90	1.0	0.9	0.80	0.60	0.50	0.50
2.0	0.36	0.43	0.56	0.93	1.1	1.2	1.4	1.4	1.3	1.0	0.90	0.85
5.0	0.76	0.92	1.1	1.8	2.2	2.5	2.8	3.2	2.9	2.4	2.1	2.0
10	1.1	1.3	1.6	2.4	3.0	3.5	3.8	4.3	4.1	3.4	3.1	2.9
20	1.4	1.7	2.0	3.0	3.7	4.4	4.7	5.4	5.2	4.4	4.0	3.7
30	1.6	1.9	2.3	3.4	4.2	4.9	5.3	6.1	6.0	5.0	4.6	4.2
40	1.7	2.0	2.4	3.7	4.5	5.2	5.7	6.6	6.5	5.4	5.0	4.6
50	1.8	2.2	2.6	3.9	4.7	5.5	6.0	6.9	6.9	5.8	5.3	4.9
60	1.9	2.3	2.8	4.0	4.9	5.7	6.3	7.2	7.2	6.1	5.5	5.1
80	2.0	2.4	2.9	4.3	5.2	6.1	6.7	7.7	7.6	6.5	6.0	5.4
1.0×10^2	2.1	2.5	3.0	4.5	5.6	6.4	7.0	8.1	8.0	6.8	6.3	5.7
2.0×10^2	2.4	2.9	3.4	5.1	6.2	7.2	8.0	9.2	9.2	7.8	7.2	6.6
5.0×10^2	2.7	3.3	4.0	5.9	7.2	8.3	9.2	10.7	10.6	9.1	8.5	7.8
1.0×10^3	3.0	3.7	4.4	6.5	7.9	9.1	10.2	11.8	11.9	10.2	9.4	8.7
2.0×10^3	3.3	4.0	4.8	7.2	8.7	9.9	11.1	12.9	13.0	11.1	10.3	9.6
5.0×10^3	3.8	4.5	5.4	8.0	9.7	11.0	12.4	14.4	14.6	12.5	11.6	10.8
1.0×10^4	4.0	4.9	5.8	8.5	10.4	11.8	13.4	15.5	15.7	13.5	12.5	11.7
2.0×10^4	4.3	5.2	6.2	9.3	11.1	12.6	14.3	16.6	16.7	14.4	13.4	12.5
5.0×10^4	4.7	5.7	6.8	10.1	12.1	13.7	15.6	18.1	18.3	15.8	14.7	13.7
1.0×10^5	5.0	6.1	7.2	10.7	12.9	14.5	16.6	19.2	19.5	16.8	15.6	14.6

钨

续表

钨

减弱倍数 K	0.5	0.6	0.7	1.0	1.25	1.50	2.0	3.0	4.0	6.0	8.0	10.0
						E_γ (MeV)						
2.0×10^5	5.3	6.5	7.7	11.4	13.6	15.3	17.5	20.3	20.6	17.8	16.6	15.5
5.0×10^5	5.7	7.0	8.2	12.2	14.6	16.4	18.7	21.8	22.1	19.1	17.8	16.1
1.0×10^6	6.0	7.3	8.7	12.8	15.3	17.3	19.7	23.0	23.4	20.2	18.8	17.1
2.0×10^6	6.2	7.6	9.0	13.4	16.0	18.0	20.6	24.1	24.4	21.2	19.7	18.5
5.0×10^6	6.7	8.1	9.4	14.2	17.0	19.1	21.9	25.6	25.9	22.3	20.8	19.5
1.0×10^7	7.0	8.4	10.0	14.9	17.7	19.9	22.8	26.7	27.0	23.5	21.8	20.5

表F2.6　铀($\rho=18.7$ g/cm^3)

单位:cm

铀

减弱倍数 K	0.5	0.6	0.7	1.0	1.25	1.50	2.0	3.0	4.0	6.0	8.0	10.0
						E_γ (MeV)						
1.5	0.12	0.18	0.23	0.4	0.47	0.53	0.67	0.70	0.69	0.60	0.50	0.45
2.0	0.22	0.30	0.42	0.67	0.80	0.90	1.1	1.2	1.2	1.0	0.85	0.8
5.0	0.52	0.70	1.0	1.5	1.8	2.0	2.4	2.6	2.5	2.2	2.0	1.8
10	0.75	1.0	1.3	2.0	2.4	2.7	3.3	3.6	3.5	3.1	2.8	2.6
20	0.98	1.3	1.7	2.5	3.0	3.4	4.2	4.7	4.6	4.1	3.7	3.5
30	1.1	1.5	1.9	2.8	3.4	3.8	4.7	5.2	5.1	4.6	4.2	3.9
40	1.2	1.6	2.0	3.0	3.7	4.1	5.1	5.7	5.6	5.0	4.5	4.2
50	1.3	1.7	2.2	3.2	3.9	4.4	5.4	6.0	5.9	5.3	4.8	4.5

续表

减弱倍数 K	E_γ (MeV)											
	0.5	0.6	0.7	1.0	1.25	1.50	2.0	3.0	4.0	6.0	8.0	10.0
60	1.3	1.8	2.3	3.3	4.0	4.5	5.6	6.2	6.1	5.5	5.0	4.7
80	1.4	1.9	2.4	3.5	4.3	4.8	6.0	6.6	6.5	5.9	5.4	5.0
1.0×10^2	1.5	2.0	2.5	3.7	4.5	5.1	6.3	7.0	6.9	6.2	5.7	5.3
2.0×10^2	1.7	2.3	3.0	4.2	5.1	5.9	7.1	8.0	7.9	7.2	6.5	6.2
5.0×10^2	2.0	2.7	3.4	4.9	5.9	6.7	8.2	9.2	9.1	8.3	7.7	7.4
1.0×10^3	2.2	3.0	3.7	5.4	6.5	7.4	9.0	10.1	10.0	9.3	8.6	8.1
2.0×10^3	2.4	3.3	4.1	5.9	7.1	8.1	9.8	11.8	11.7	10.2	9.5	9.0
5.0×10^3	2.6	3.7	4.6	6.6	7.9	9.0	10.9	12.3	12.2	11.5	10.7	10.1
1.0×10^4	2.8	4.0	4.9	7.1	8.5	9.8	11.8	13.3	13.2	12.4	11.6	11.0
2.0×10^4	3.0	4.3	5.3	7.6	9.1	10.5	12.6	14.3	14.2	13.4	12.5	11.9
5.0×10^4	3.1	4.7	5.8	8.3	10.0	11.4	13.7	15.5	15.4	14.6	13.7	13.0
1.0×10^5	3.5	5.0	6.2	8.8	10.5	12.1	14.5	16.5	16.4	15.6	14.6	13.9
2.0×10^5	3.7	5.3	6.5	9.3	11.2	12.8	15.4	17.5	17.4	16.5	15.5	14.8
5.0×10^5	4.0	5.7	7.0	10.0	12.0	13.7	16.5	18.7	18.6	17.8	16.7	15.9
1.0×10^6	4.2	6.0	7.4	10.5	12.6	14.4	17.4	19.6	19.5	18.7	17.6	16.8
2.0×10^6	4.4	6.3	8.0	11.0	13.2	15.1	18.2	20.6	20.5	19.7	18.5	17.6
5.0×10^6	4.7	6.7	8.3	11.7	14.0	16.0	19.3	21.8	21.7	20.9	19.7	18.8
1.0×10^7	4.9	7.0	8.7	12.2	14.6	16.7	20.1	22.8	22.7	21.9	20.6	19.6

铀

表 F2.7　铅玻璃(NZF₁)($\rho = 3.86$ g/cm³)

单位:cm

减弱倍数 K	E_γ(MeV)							
	0.5	0.662	1.0	1.25	1.5	2.0	2.5	3.0
1.5	1.39	1.96	2.85	3.33	3.70	4.13	4.29	4.38
2.0	2.24	3.11	4.51	5.26	5.86	6.59	6.91	7.11
5.0	4.74	6.52	9.36	10.9	12.2	13.9	14.8	15.4
8.0	5.96	8.17	11.7	13.7	15.3	17.4	18.6	19.4
10	6.53	8.93	12.8	14.9	16.7	19.1	20.4	21.3
20	8.26	11.2	16.0	18.7	20.9	24.0	25.7	27.0
30	9.26	12.6	17.9	20.9	23.3	26.8	28.8	30.2
40	9.96	13.5	19.2	22.4	25.0	28.8	30.9	32.5
50	10.5	14.2	20.2	23.6	26.4	30.3	32.6	34.3
60	10.9	14.8	21.0	24.5	27.4	31.5	34.0	35.7
80	11.6	15.7	22.3	26.1	29.1	33.5	36.1	38.0
1.0×10^2	12.2	16.5	23.3	27.2	30.4	35.0	37.7	39.7
2.0×10^2	13.8	18.7	26.4	30.8	34.4	39.6	42.8	45.1
5.0×10^2	15.9	21.5	30.5	35.5	39.7	45.7	49.4	52.1
1.0×10^3	17.6	23.7	33.5	39.0	43.6	50.2	54.4	57.4
2.0×10^3	19.2	25.8	36.4	42.5	47.5	54.7	59.2	62.5
5.0×10^3	21.3	28.7	40.4	47.0	52.5	60.6	65.6	69.3

铅玻璃(NZF₁)

续表

材料	减弱倍数 K	E_γ (MeV)							
		0.5	0.662	1.0	1.25	1.5	2.0	2.5	3.0
铅玻璃（NZF$_1$）	1.0×10^4	22.9	30.7	43.3	50.4	56.3	65.0	70.4	74.4
	2.0×10^4	24.5	32.9	46.2	53.9	60.1	69.4	75.2	79.5
	5.0×10^4	26.7	35.7	50.1	58.4	65.2	75.2	81.6	86.2
	1.0×10^5	28.3	37.8	53.0	61.7	68.9	79.5	86.6	91.3
	2.0×10^5	29.9	39.9	56.0	65.1	72.7	83.9	91.0	96.3
	5.0×10^5	32.0	42.7	59.8	69.6	77.8	89.6	97.2	102.9
	1.0×10^6	33.6	44.8	62.7	72.9	81.4	93.9	101.9	107.9
	2.0×10^6	35.2	46.9	65.6	76.3	85.1	98.2	106.6	112.8
	5.0×10^6	37.4	49.7	69.4	80.7	90.1	103.9	112.9	119.5
	1.0×10^7	39.0	51.9	72.3	84.1	93.8	108.3	117.6	124.5
	2.0×10^7	40.7	54.0	75.2	87.4	97.5	112.5	122.2	129.4
	5.0×10^7	42.8	56.8	78.9	91.6	102.2	117.9	128.0	135.6

表 F2.8　铅玻璃(NZF₆)($\rho = 4.77$ g/cm³)

单位:cm

减弱倍数 K	E_γ (MeV)							
	0.5	0.662	1.0	1.25	1.5	2.0	2.5	3.0
1.5	0.98	1.42	2.17	2.57	2.88	3.22	3.33	3.38
2.0	1.59	2.29	3.45	4.09	4.59	5.17	5.39	5.50
5.0	3.41	4.85	7.24	8.57	9.65	11.0	11.6	12.0
8.0	4.61	6.10	9.07	10.7	12.1	13.8	14.7	15.2
10	4.73	6.68	9.91	11.7	13.2	15.1	16.1	16.7
20	6.01	8.45	12.5	14.8	16.6	19.1	20.4	21.2
30	6.74	9.46	14.0	16.5	18.6	21.3	22.8	23.7
40	7.26	10.2	15.0	17.7	19.9	22.9	24.5	25.5
50	7.66	10.7	15.8	18.6	21.0	24.1	25.8	26.9
60	7.98	11.2	16.4	19.4	21.8	25.1	26.9	28.1
80	8.49	11.9	17.5	20.6	23.2	26.7	28.6	29.9
1.0×10^2	8.89	12.4	18.2	21.5	24.2	27.9	29.9	31.2
2.0×10^2	10.1	14.1	20.7	24.4	27.5	31.6	34.0	35.5
5.0×10^2	11.7	16.3	23.9	28.2	31.7	36.5	39.3	41.1
1.0×10^3	12.9	18.0	26.3	31.0	34.8	40.2	43.3	45.3
2.0×10^3	14.1	19.6	28.6	33.8	38.0	43.8	47.2	49.4
5.0×10^3	15.7	21.8	31.7	37.4	42.5	48.5	52.3	54.8

铅玻璃(FZ₆)

续表

	减弱倍数 K	E_γ (MeV)							
		0.5	0.662	1.0	1.25	1.5	2.0	2.5	3.0
铅玻璃（FZ$_6$）	1.0×10^4	16.9	23.4	34.1	40.1	45.1	52.1	56.2	58.9
	2.0×10^4	18.1	25.0	36.4	42.9	48.2	55.6	60.0	63.0
	5.0×10^4	19.7	27.2	39.5	46.5	52.2	60.3	65.1	68.3
	1.0×10^5	20.9	28.8	41.8	49.2	55.3	63.8	68.9	72.3
	2.0×10^5	22.1	30.5	44.1	51.9	58.3	67.3	72.7	76.3
	5.0×10^5	23.7	32.6	47.2	55.5	62.3	71.9	77.7	81.6
	1.0×10^6	24.9	34.3	49.5	58.2	65.3	75.4	81.4	85.6
	2.0×10^6	26.1	35.9	51.8	60.9	68.3	78.9	85.2	89.5
	5.0×10^6	27.7	38.1	54.9	64.5	72.4	83.5	90.2	94.8
	1.0×10^7	28.9	39.7	57.2	67.2	75.4	87.1	94.0	98.8
	2.0×10^7	30.2	41.4	59.5	70.0	78.4	90.5	97.8	102.8
	5.0×10^7	31.8	43.6	62.5	73.4	82.3	94.8	102.4	107.7

附录 3 常用放射性核素表

核素	半衰期	衰变类型（分支比）	β能量（MeV）	γ能量（MeV）	主要生产方法
$^{3}_{1}\text{H}$	12.33 a	β^- (100%)	0.018 6	—	$^{6}_{3}\text{Li}(n,\alpha)^{3}_{1}\text{H}$
$^{7}_{4}\text{Be}$	53.28 d	ε(100%)	—	0.477 5	$^{7}_{3}\text{Li}(p,n)^{7}_{4}\text{Be}$
$^{11}_{6}\text{C}$	20.39 min	β^+ (99.8%) ε(0.2%)	0.960 0	0.511 0	$^{10}_{5}\text{B}(d,n)^{11}_{6}\text{C}$
$^{14}_{6}\text{C}$	5 692 a	β^- (100%)	0.156 0	—	$^{14}_{7}\text{N}(n,p)^{14}_{6}\text{C}$
$^{13}_{7}\text{N}$	9.961 min	β^+ (100%)	1.199 0	0.511 0	$^{12}_{6}\text{C}(d,n)^{13}_{7}\text{N}$
$^{15}_{8}\text{O}$	122 s	β^+ (100%)	1.738 0	0.511 0	$^{15}_{7}\text{N}(d,n)^{15}_{8}\text{O}$
$^{18}_{9}\text{F}$	109.7 min	β^+ (96.90%) ε(3.1%)	0.633 0	0.511 0	$^{18}_{8}\text{O}(p,n)^{18}_{9}\text{F}$
$^{22}_{11}\text{Na}$	2.60 a	β^+ (90.55%) ε(9.45%)	0.545 0	1.274 5 0.511 0	$^{24}_{12}\text{Mg}(d,\alpha)^{22}_{11}\text{Na}$
$^{24}_{11}\text{Na}$	15.020 h	β^- (100%)	1.391 0	1.368 5 2.753 9	$^{23}_{11}\text{Na}(n,\gamma)^{24}_{11}\text{Na}$
$^{27}_{12}\text{Mg}$	9.45 min	β^- (100%)	1.767 0 1.596 0	0.843 8 1.014 4	$^{26}_{12}\text{Mg}(n,\gamma)^{27}_{12}\text{Mg}$
$^{29}_{13}\text{Al}$	6.6 m	β^- (100%)	2.500 0 1.400 0	1.273 0 2.028 0 1.426 0	$^{26}_{12}\text{Mg}(\alpha,p)^{29}_{13}\text{Al}$
$^{31}_{14}\text{Si}$	2.62 h	β^- (100%)	1.492 0 1.471 0	1.266 0	$^{30}_{14}\text{Si}(n,\gamma)^{31}_{14}\text{Si}$
$^{32}_{15}\text{P}$	14.26 d	β^- (100%)	1.709 0	—	$^{31}_{15}\text{P}(n,\gamma)^{32}_{15}\text{P}$
$^{35}_{16}\text{S}$	87.4 d	β^- (100%)	0.674 0	—	$^{35}_{17}\text{Cl}(n,p)^{35}_{16}\text{S}$
$^{36}_{17}\text{Cl}$	3.01×10^5 a	β^- (98.9%) ε(1.07%)	β^-,0.708 0 β^+,0.115 0	x,2.307 8	$^{35}_{17}\text{Cl}(n,\gamma)^{36}_{17}\text{Cl}$
$^{37}_{18}\text{Ar}$	34.8 d	ε(100%)	EC,x,2.622 4	—	$^{40}_{20}\text{Ca}(n,\alpha)^{37}_{18}\text{Ar}$

核素	半衰期	衰变类型（分支比）	β 能量（MeV）	γ 能量（MeV）	主要生产方法
$^{41}_{18}\text{Ar}$	1.83 h	β^-（100%）	1.198 0 2.492 0	1.293 6	$^{40}_{18}\text{Ar}（n,\gamma）^{41}_{18}\text{Ar}$
$^{40}_{19}\text{K}$	1.26×10^9 a	β^-（89.33%） ε（10.67%）	1.311 6	1.460 8	$^{39}_{19}\text{K}（n,\gamma）^{40}_{19}\text{K}$
$^{42}_{19}\text{K}$	12.36 h	β^-（100%）	3.517 0 1.993 0	1.524 7	$^{41}_{19}\text{K}（n,\gamma）^{42}_{19}\text{K}$
$^{45}_{20}\text{Ca}$	163 d	β^-（100%）	0.257 0	0.012 5	$^{44}_{20}\text{Ca}（n,\gamma）^{45}_{20}\text{Ca}$
$^{46}_{21}\text{Sc}$	83.8 d	β^-（100%）	0.357 0 1.475 0	0.889 26 1.120 5	$^{45}_{21}\text{Sc}（n,\gamma）^{46}_{21}\text{Sc}$
$^{48}_{23}\text{V}$	15.97 d	β^+（51%） ε（49.6%）	0.699 0	0.983 5 1.311 9	$^{48}_{22}\text{Ti}（d,2n）^{48}_{23}\text{V}$
$^{51}_{24}\text{Cr}$	27.72 d	ε（100%）	—	0.320 0	$^{50}_{24}\text{Cr}（n,\gamma）^{51}_{24}\text{Cr}$
$^{52}_{25}\text{Mn}$	5.7 d	β^+（29%） ε（71%）	0.574 0	1.434 2	$^{56}_{26}\text{Fe}（p,\alpha n）^{52}_{25}\text{Mn}$
$^{54}_{25}\text{Mn}$	312.5 d	ε（100%）	—	0.834 83	$^{56}_{26}\text{Fe}（d,\alpha）^{54}_{25}\text{Mn}$
$^{55}_{26}\text{Fe}$	2.6 a	ε（100%）	—	0.005 9	$^{54}_{26}\text{Fe}（n,\gamma）^{55}_{26}\text{Fe}$
$^{59}_{26}\text{Fe}$	45.1 d	β^-（100%）	0.461 0 0.269 0	1.099 2 1.291 5	$^{58}_{26}\text{Fe}（n,\gamma）^{59}_{26}\text{Fe}$
$^{56}_{27}\text{Co}$	77.3 d	β^+（23.96%） ε（77.52%）	1.459 0	0.846 7 2.598 5 1.238 2	$^{56}_{26}\text{Fe}（p,n）^{56}_{27}\text{Co}$
$^{60}_{27}\text{Co}$	5.26 a	β^-（100%）	0.313 0	1.173 2 1.332 4	$^{59}_{27}\text{Co}（n,\gamma）^{60}_{27}\text{Co}$
$^{63}_{28}\text{Ni}$	100 a	β^-（100%）	0.067 0	—	$^{62}_{28}\text{Ni}（n,\gamma）^{63}_{28}\text{Ni}$
$^{64}_{29}\text{Cu}$	12.71 h	β^+（19.3%） β^-（39.6%） ε（41.1%）	0.657 0 0.578 0	1.345 3	$^{63}_{29}\text{Cu}（n,\gamma）^{64}_{29}\text{Cu}$
$^{65}_{30}\text{Zn}$	244 d	β^+（1.54%） ε（98%）	0.325 0	1.115 5	$^{64}_{30}\text{Zn}（d,p）^{65}_{30}\text{Zn}$
$^{69}_{30}\text{Zn}$	55.6 min	β^-（100%）	0.907 0	0.318 6	$^{68}_{30}\text{Zn}（n,\gamma）^{69}_{30}\text{Zn}$

核素	半衰期	衰变类型（分支比）	β 能量（MeV）	γ 能量（MeV）	主要生产方法
$^{66}_{31}\text{Ga}$	9.5 h	β^+(55.12%) ε(45.47%)	4.153 0 0.935 0	2.752 2	$^{66}_{30}\text{Zn}（d,2n）^{66}_{31}\text{Ga}$
$^{72}_{31}\text{Ga}$	14.10 h	β^-(100%)	0.958 0 0.668 0	0.834 0	$^{71}_{31}\text{Ga}（n,\gamma）^{72}_{31}\text{Ga}$
$^{71}_{32}\text{Ge}$	11.2 d	ε(100%)	—	x,9.257 7	$^{70}_{32}\text{Ge}（n,\gamma）^{71}_{32}\text{Ge}$
$^{77}_{32}\text{Ge}$	11.3 h	β^-(100%)	1.55,2.26 2.11	0.264 4	$^{76}_{32}\text{Ge}（n,\gamma）^{77}_{32}\text{Ge}$
$^{76}_{33}\text{As}$	26.32 h	ε(3.3%) β^-(97%)	3.00 2.42	0.559 4 0.554 4	$^{75}_{33}\text{As}（n,\gamma）^{76}_{33}\text{As}$
$^{75}_{34}\text{Se}$	120 d	ε(100%)	—	0.265 0 0.121 0 0.136 0 0.279 0	$^{74}_{34}\text{Se}（n,\gamma）^{75}_{34}\text{Se}$
$^{82}_{35}\text{Br}$	1.470 8 d	β^-(100%)	0.440 0.257	0.776 4 0.698 3 0.554 3	$^{81}_{35}\text{Br}（n,\gamma）^{82}_{35}\text{Br}$
$^{79}_{36}\text{Kr}$	34.9 h	β^+(7%) ε(93%)	0.604	0.261 3	$^{79}_{35}\text{Br}（p,n）^{79}_{36}\text{Kr}$
$^{86}_{37}\text{Rb}$	18.66 d	β^-(100%)	1.772 0.692	1.077 8	$^{85}_{37}\text{Rb}（n,\gamma）^{86}_{37}\text{Rb}$
$^{89}_{38}\text{Sr}$	50.55 d	β^-(100%)	1.463	0.910 0	$^{88}_{38}\text{Sr}（n,\gamma）^{89}_{38}\text{Sr}$
$^{90}_{38}\text{Sr}$	28.1 a	β^-(100%)	0.546	—	裂变产物
$^{90}_{39}\text{Y}$	64.0 h	β^-(100%)	2.279	—	$^{89}_{39}\text{Y}（n,\gamma）^{90}_{39}\text{Y}$ $^{90}_{38}\text{Sr}\xrightarrow{\beta}{}^{90}_{39}\text{Y}$
$^{91}_{39}\text{Y}$	58.51 d	β^-(100%)	1.545 0.335	1.208 0	裂变产物
$^{95}_{40}\text{Zr}$	63.98 d	β^-(100%)	0.398 0.366	—	$^{94}_{40}\text{Zr}（n,\gamma）^{95}_{40}\text{Zr}$
$^{97}_{40}\text{Zr}$	17.0 h	β^-(100%)	1.928 0.565	0.765 7	$^{96}_{40}\text{Zr}（n,\gamma）^{97}_{40}\text{Zr}$
$^{99}_{42}\text{Mo}$	66.02 h	β^-(100%)	1.230 0.452	0.140 5 0.739 7	$^{98}_{42}\text{Mo}（n,\gamma）^{99}_{42}\text{Mo}$

核素	半衰期	衰变类型（分支比）	β 能量（MeV）	γ 能量（MeV）	主要生产方法
$^{99}_{43}$Tc	2.13×10 a	β(100%)	0.296	0.089 4	$^{99}_{42}$Mo $\xrightarrow{\beta}$ $^{99}_{43}$Tc
$^{99m}_{43}$Tc	6.02 h	IT(100)	—	0.140 5	$^{99}_{42}$Mo $\xrightarrow{\beta}$ $^{99}_{43}$Tc
$^{97}_{44}$Ru	2.9 d	ε(100%)	—	0.215 7	$^{96}_{44}$Ru（n,γ）$^{97}_{44}$Ru
$^{103}_{44}$Ru	39.35 d	$β^-$(100%)	0.225 0.117	0.497 0	$^{102}_{44}$Ru（n,γ）$^{103}_{44}$Ru
$^{106}_{44}$Ru	368.2 d	$β^-$(100%)	0.039 4	—	裂变产物
$^{103}_{46}$Pd	17.5 d	ε(100%)	—	0.039 7	$^{102}_{46}$Pd（n,γ）$^{103}_{46}$Pd
$^{110m}_{47}$Ag	250.4 d	$β^-$(98.6%)	0.084 0.531	0.657 7 0.937 4	$^{109}_{47}$Ag（n,γ）$^{110m}_{47}$Ag
$^{111}_{47}$Ag	7.47 d	$β^-$(100%)	1.028 0.685	0.432 1	$^{111}_{46}$Pd $\xrightarrow{β^-}$ $^{111}_{47}$Ag
$^{115m}_{48}$Cd	44.1 d	$β^-$(100%)	0.694 1.628	0.933 6	$^{114}_{48}$Cd（n,γ）$^{115m}_{48}$Cd
$^{115}_{48}$Cd	53.38 h	$β^-$(100%)	1.113 0.586 0.621	0.336 3	$^{114}_{48}$Cd（n,γ）$^{115}_{48}$Cd
$^{114m}_{49}$In	49.51 d	IT(96.5%) ε(3.5%)	—	0.191 9	$^{113}_{49}$In（n,γ）$^{114m}_{49}$In
$^{114}_{49}$In	71.9 s	β(96.64%) ε(3.37%)	1.984	0.558 0	$^{114m}_{49}$In $\xrightarrow{IT}$ $^{114}_{49}$In
$^{113}_{50}$Sn	115.09 d	ε(100%)	—	0.391 4	$^{112}_{50}$Sn（n,γ）$^{113}_{50}$Sn
$^{124}_{51}$Sb	60.2 d	$β^-$(100%)	0.606 2.297	0.602 7	$^{123}_{51}$Sb（n,γ）$^{124}_{51}$Sb
$^{125}_{51}$Sb	2.73 a	$β^-$(100%)	0.302 0.621 0.130	0.199 2	$^{125}_{50}$Sn $\xrightarrow{β^-}$ $^{125}_{51}$Sb
$^{127}_{52}$Te	109 d	IT(97.6%) $β^-$(2.4%)	0.723	0.057 6 0.088 2	$^{126}_{52}$Te（n,γ）$^{127}_{52}$Te
$^{123}_{53}$I	13.2 h	EC(100%)	—	0.159 0 0.529 0	$^{121}_{51}$Sb（α,2n）$^{123}_{53}$I
$^{125}_{53}$I	60.14 d	EC(100%)	—	0.035 5	$^{123}_{51}$Sb（α,2n）$^{125}_{53}$I

核素	半衰期	衰变类型 （分支比）	β能量 （MeV）	γ能量 （MeV）	主要生产方法
$^{131}_{53}$I	8.04 d	β^-(100%)	0.605 0.333	0.364 5	$^{131}_{53}$Te $\xrightarrow{\beta^-}$ $^{131}_{53}$I
$^{133}_{54}$Xe	5.29 d	β^-(100%)	0.346	0.081 0	$^{132}_{54}$Xe（n,γ）$^{133}_{54}$Xe
$^{134}_{55}$Cs	2.062 a	β^-(100%)	0.662 0.089	0.795 8 0.604 6	$^{133}_{55}$Cs（n,γ）$^{134}_{55}$Cs
$^{137}_{55}$Cs	30.174 a	β^-(100%)	0.514 1.176	0.661 6	裂变产物
$^{131}_{56}$Ba	11.7 d	EC(100%)	—	0.216 0	$^{131}_{56}$Ba（n,γ）$^{131}_{56}$Ba
$^{140}_{56}$Ba	12.79 d	β^-(100%)	0.991 1.005	0.537 2 0.029 97	裂变产物
$^{140}_{57}$La	40.22 h	β^-(100%)	2.164 1.680	0.328 7 1.596 0	$^{139}_{57}$La（n,γ）$^{140}_{57}$La
$^{141}_{58}$Ce	32.45 d	β^-(100%)	0.582 0.444	0.145 0	$^{140}_{58}$Ce（n,γ）$^{141}_{58}$Ce
$^{144}_{58}$Ce	284.2 d	β^-(100%)	0.32,0.24 0.186	0.133 5	裂变产物
$^{144}_{59}$Pr	17.3 min	β^-(100%)	0.813 2.301	0.696 0	$^{144}_{58}$Ce $\xrightarrow{\beta^-}$ $^{144}_{59}$Pr
$^{147}_{60}$Nd	10.98 d	β^-(100%)	0.81,0.37 0.214	0.091 03	$^{146}_{60}$Nd（n,γ）$^{147}_{60}$Nd
$^{147}_{61}$Pm	2.62 a	β^-(100%)	0.225	0.121 2	裂变产物
$^{153}_{62}$Sm	46.44 h	β^-(100%)	—	0.019 8 0.103 2	$^{152}_{62}$Sm（n,γ）$^{153}_{62}$Sm
$^{152}_{63}$Eu	13.2 a	β^-(28%) ε(72%)	0.705 1.484	0.121 7 0.964 0	$^{151}_{63}$Eu（n,γ）$^{152}_{63}$Eu
$^{153}_{64}$Gd	241.6 d	ε(100%)	—	0.069 67 0.097 43 0.103 18	$^{152}_{64}$Gd（n,γ）$^{153}_{64}$Gd
$^{160}_{65}$Tb	72.1 d	β^-(100%)	1.745	0.879 0 0.299 0 0.966 0	$^{159}_{65}$Tb（n,γ）$^{160}_{65}$Tb

续表

核素	半衰期	衰变类型 （分支比）	β 能量 （MeV）	γ 能量 （MeV）	主要生产方法
$^{170}_{69}$Tm	128.6 d	—	0.967 0.883	0.084 3	$^{169}_{69}$Tm（n,γ）$^{170}_{69}$Tm
$^{175}_{70}$Yb	101 h	β⁻（100%）	0.466 0.073	0.396 3 0.282 5	$^{174}_{70}$Yb（n,γ）$^{175}_{70}$Yb
$^{177}_{71}$Lu	6.71 d	β⁻（100%）	0.497 0.176	0.208 4 0.113 0	$^{176}_{71}$Lu（n,γ）$^{177}_{71}$Lu
$^{181}_{72}$Hf	42.5 d	β⁻（100%）	0.408 0	0.133 0 0.346 0 0.482 0	$^{180}_{72}$Hf（n,γ）$^{181}_{72}$Hf
$^{185}_{74}$W	75.1 d	β⁻（100%）	0.432 5	0.125 3	$^{184}_{74}$W（n,γ）$^{185}_{74}$W
$^{186}_{75}$Re	90.64 h	β⁻（93.5%） ε（6.5%）	1.072 0.950	0.137 1 0.630 3 0.767 5	$^{185}_{75}$Re（n,γ）$^{186}_{75}$Re
$^{185}_{76}$Os	93.6 d	ε（100%）	—	0.646 1	$^{185}_{75}$Os（p,n）$^{185}_{76}$Os
$^{191}_{76}$Os	15.4 d	β⁻（100%）	0.143	0.041 85 0.129 4	$^{190}_{76}$Os（n,γ）$^{191}_{76}$Os
$^{192}_{77}$Ir	74.02 d	β⁻（95.22%） ε（4.78%）	0.673 0.537	0.316 5 0.308 4 0.295 9	$^{191}_{77}$Ir（n,γ）$^{192}_{77}$Ir
$^{197}_{78}$Pt	18 h	β⁻（100%）	0.642,0.719 0.450	0.077 35	$^{196}_{78}$Pt（n,γ）$^{197}_{78}$Pt
$^{198}_{79}$Au	2.696 d	β⁻（100%）	0.961 0.290	0.411 8	$^{197}_{79}$Au（n,γ）$^{198}_{79}$Au
$^{204}_{81}$Tl	3.78 a	ε（97.45%） β⁻（2.55%）	0.763 4	—	$^{203}_{81}$Tl（n,γ）$^{204}_{81}$Tl
$^{210}_{82}$Pb	22.3 a	β⁻（100%）	0.061 0.017	0.046 5	天然放射性核素
$^{210}_{83}$Bi	5.013 d	β⁻（＞99%） α（0.000132%）	1.161	0.266 0 0.305 0	$^{209}_{83}$Bi（n,γ）$^{210}_{83}$Bi
$^{210}_{84}$Po	138.4 d	α（100%）	5.304 5（α）	0.803 0	$^{210}_{83}$Bi $\xrightarrow{β^-}$ $^{210}_{84}$Po

核素	半衰期	衰变类型（分支比）	β 能量（MeV）	γ 能量（MeV）	主要生产方法
$^{210}_{85}\text{At}$	8.3 h	$\varepsilon(>99\%)$ $\alpha(0.17\%)$	5.524(α) 5.465(α) 5.361(α)	1.181 4	$^{209}_{83}\text{At}(\alpha,3\text{n})^{210}_{85}\text{At}$
$^{222}_{86}\text{Rn}$	3.82 d	$\alpha(100\%)$	5.489(α)	0.510 0	天然放射性核素
$^{223}_{87}\text{Fr}$	22 min	$\beta^-(>99\%)$	5.35(α) 1.15(β)	0184 8	天然放射性核素
$^{226}_{88}\text{Ra}$	1 602 a	$\alpha(100\%)$	4.784 6(α) 4.601 9(α)	0.186 0	天然放射性核素
$^{228}_{88}\text{Ra}$	5.75 a	$\beta^-(100\%)$	0.048 0 0.024 0 0.044 0	0.010 3 0.026 7	天然放射性核素
$^{233}_{90}\text{Th}$	22.2 min	$\beta^-(100\%)$	1.245 0 1.150 0	0.029 2 0.056 7	$^{232}_{90}\text{Th}(\text{n},\gamma)^{233}_{90}\text{Th}$
$^{233}_{91}\text{Pa}$	27.0 d	$\beta^-(100\%)$	0.230 0 0.260 0 0.155 0	0.017 2 0.095 8 0.057 9 0.303 1 0.320 0	$^{233}_{90}\text{Th}\xrightarrow{\beta^-}{}^{233}_{91}\text{Pa}$
$^{235}_{92}\text{U}$	7.1×10^8 a	$\alpha(100\%)$	4.401(α) 4.365(α)	0.026 64	天然放射性核素
$^{239}_{92}\text{U}$	23.5 min	$\beta^-(100\%)$	1.211 1.285	0.031 1	$^{238}_{92}\text{U}(\text{n},\gamma)^{239}_{92}\text{U}$
$^{239}_{93}\text{Np}$	2.35 d	$\beta^-(100\%)$	0.332 0.437	0.044 65 0.049 41	$^{239}_{92}\text{U}\xrightarrow{\beta^-}{}^{239}_{93}\text{Np}$
$^{239}_{94}\text{Pu}$	2.44×10^4 a	$\alpha(>99\%)$	5.155(α) 5.457(α) 5.105(α)	0.078 0	$^{239}_{93}\text{Np}\xrightarrow{\beta^-}{}^{239}_{94}\text{Pu}$
$^{243}_{95}\text{Am}$	7 950 a	$\alpha(100\%)$	5.276(α) 5.234(α)	0.074 67 0.043 53	$^{238}\text{U},^{239}\text{Pu}$ 多次 n 俘获

参 考 文 献

［1］ 郑成法.核化学及核技术应用［M］.北京:原子能出版社,1990.

［2］ 任时仁.生物学中的放射性核技术［M］.北京:北京大学出版社,1997.

［3］ 徐克尊.粒子探测技术［M］.北京:原子能出版社,1981.

［4］ 方杰.辐射防护导论［M］.北京:原子能出版社,1991.

［5］ 张永学.核医学［M］.北京:科学出版社,2003.

［6］ 唐孝威,罗建红,章士正,等.分子影像与单分子检测技术［M］.北京:化学工业出版社,2004.

［7］ 冯珏.当今核医学发展现状及进展［J］.河北医药,2002,24(5):431-432.

［8］ 王荣福,沈晶,张春丽.反义显像的应用研究及进展［J］.北京医学,2006,28(9):555-559.

［9］ 邢家骝. [131]I 治疗甲状腺功能亢进症的现代观点［J］.国外医学(内分泌学分册),2003,23(6): 378-380.

［10］ 游金辉.多发性骨转移癌骨痛的内照射治疗［J］.川北医学院学报,2007,22(1):60-63.

［11］ 杨卫东.核医学与基因治疗［J］.国外医学(放射医学核医学分册),1999,23(2):49-52.

［12］ 匡安仁,谭天秩.放射性核素治疗的发展与思考［J］.中华核医学杂志,2003,23(6):325-326.

［13］ 范我.用于肿瘤治疗的放射性药物［J］.国外医学(放射医学核医学分册),2004,28(1):21-25.

［14］ 王世真.分子核医学［M］.2版.北京:中国协和医科大学出版社,2003.

［15］ 萨姆布鲁克丁,弗里奇 E F,曼尼阿蒂斯 T.分子克隆实验指南［M］.金冬雁,等,译.北京:科学出版社,1991.

［16］ Lehninger A L, Nelson D L, Cox M M. Principles of Biochemistry［M］. 2nd ed. New York: Worth Publishers Inc. ,1993.

［17］ Harvey Lodish. Molecular Cell Biology［M］.5th ed. W. H. Freeman & Co Ltd,2007.

［18］ 斯佩克特 D L,戈德曼 R D,莱茵万德 L A.细胞实验指南［M］.黄培堂,等译.北京:科学出版社,2001.

［19］ Richard J. Protein and Proteomics: A Laboratory Manual［M］. Hauppauge: Cold Spring Harbor Laboratory Press, 2003.

［20］ Haberkorn Uwe, et al. Monitoring Gene Therapy with Cytosine Deaminase: In Vitro Studies Using Tritiated-5-Fluorocytosine［J］. The Journal of Nuclear Medicine,1996,37(1):87-94.

［21］ Liang Q, et al. Noninvasive quantitative imaging in living animals of amutant dopamine D2 receptor reporter gene in which ligand binding is uncoupled from signal transduction［J］. Gene Therapy, 2001(8): 1490-1498.

［22］ Sun X, et al. Quantitative imaging of gene induction in living animals［J］. Gene Therapy,2001(8): 1572 1579.

［23］ Anthony S. Detection of Prosthetic Vascular Graft Infection Using Avidin/ Indium-lll-Biotin Scintigraphy［J］. The Journal of Nuclear Medicine ,1996,37:55-61.

［24］ Michael D. Efficient construction of a large nonimmune phage antibody library: The production of high-affinity human single-chain antibodies to protein antigens［J］. Proceedings of the Nation Academy of Sciences of the States of America,1998, 95: 6157 6162.

[25] Morita Y S，Paul K S，Englund P T. Specialized Fatty Acid Synthesis in African Trypanosomes：My-ristate for GPI Anchors[J]. Science，2000，288(5463)：140-143.

[26] PROSHLYAKOV Denis A，PRESSLER Michelle A，DEMASO Catherine，et al. Oxygen Activa-tion and Reduction in Respiration：Involvement of Redox-Active Tyrosine 244[J]. Science，2000，290：1588-1591.

[29] Slezak S E，Muirhead K A. Radioactive Cell Membrane Labelling[J]. Nature，1991，352(18)：261-262.

[27] Yoko Sekine-Aizawa，Richard L Huganir. Imaging of receptor trafficking by using α - bungarotox-in-binding-site-tagged receptors[J]. PNAS December 7，2004，101(49)：17114-17119.

[28] Chen H C，Melis A. Localization and function of SulP, a nuclear-encoded chloroplast sulfate per-mease in Chlamydomonas reinhardtii[J]. Planta，2004，220(2)：198-210.

[29] Hideki Takahashi，et al. The Roles of three functional sulphate transporters involved in uptake and translocation of sulphate in Arabidopsis thaliana[J]. The Plant Journal，2000，23(2)：171-182.

[30] 吕维学，段会龙.三维医学图像可视化及其应用[M].杭州:浙江大学出版社,2001.

[31] 莫华,龙莉玲. X-CT 图像重建的卷积反投影图解法[J].中国医学物理学杂志，1999，16(3)：143-145.